安全用药科普丛书

儿童常见病用药小课堂

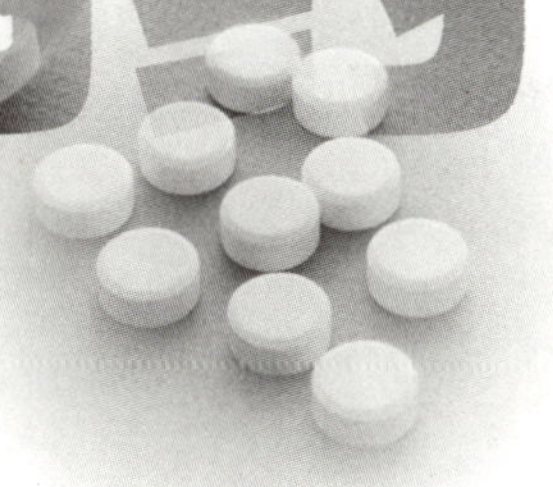

丛书主编　石学敏　赵振宇
主　　编　孙燕燕　佟若菲

天津出版传媒集团
天津科技翻译出版有限公司

图书在版编目(CIP)数据

儿童常见病用药小课堂 / 孙燕燕, 佟若菲主编 . 天津 : 天津科技翻译出版有限公司, 2025. 3. -- (安全用药科普丛书 / 石学敏, 赵振宇主编). -- ISBN 978-7-5433-4610-9

Ⅰ. R720.5

中国国家版本馆CIP数据核字第2025FL8342号

声　明

医学是不断发展的科学，疾病的治疗方法和药物的使用方法也在不断改变。本书作者和出版机构尽可能依据目前的权威参考资料，确保本书内容的准确性与时效性。但在医学领域可能存在不同的观点或认识，因此，作者或出版机构无法保证本书所提供的信息完全精准或面面俱到，特别建议读者在阅读本书的同时参考其他相关资料。读者在用药前应认真阅读相关药物的说明书，并遵医嘱使用。

儿童常见病用药小课堂
ERTONG CHANGJIANBING YONGYAO XIAOKETANG

出　　版：天津科技翻译出版有限公司
出 版 人：方　艳
地　　址：天津市和平区西康路35号
邮政编码：300051
电　　话：(022)87894896
传　　真：(022)87893237
网　　址：www.tsttpc.com
印　　刷：雅迪云印(天津)科技有限公司
发　　行：全国新华书店
版本记录：710mm×1000mm　16开本　14.75印张　300千字
2025年3月第1版　2025年3月第1次印刷
定价：68.00元

(如发现印装问题，可与出版社调换)

编者名单

主　编

孙燕燕　佟若菲

副主编

李荣荣

编　者（按姓氏汉语拼音排序）

陈　麟　董亚闻　葛晶晶　江卓玲　李荣荣　鲁卓林　马新玲
牟羽佳　时　婧　孙燕燕　佟若菲　王　馨　王洋洋　杨志斌
殷小雅　张红盼　张金芬

丛书前言

《“健康中国2030”规划纲要》强调：“健康是促进人的全面发展的必然要求，是经济社会发展的基础条件。实现国民健康长寿，是国家富强、民族振兴的重要标志，也是全国各族人民的共同愿望。”为满足国民主动汲取健康知识的需求，引导公众树立科学的健康理念和疾病防治意识，我们与多家医院的专家们几经探讨交流，最终，在天津市药学会药学服务专业委员会的大力支持下，牵头编写了这套“安全用药科普丛书”，力求为全民健康贡献一套规范用药的教育和科普指南。

本套丛书选取大众生活中影响最广的常见病进行用药科普释疑，采用问答的形式，图文并茂，内容丰富，深入浅出，让读者理解药物的选择，以及掌握长期服药期间的各种注意事项和生活方式的调整方法。本套丛书不仅适合普通患者及其家属阅读，对于相关医务人员也有一定的参考价值。

此次编写科普丛书，我们深感意义重大。我们希望能够积极参与医学知识普及工作，并用最朴实、通俗的语言，尽最大的努力，让广大读者掌握科学用药的知识。在编写过程中，我们认真撰写，紧扣与大众日常生活关系最密切的问题，斟酌语言，力求让广大患者在疾病的防治和合理用药知识方面有所收获，重回健康生活，共享美好未来。

我们相信，本套丛书的出版，有助于促进公众健康素养的稳步提高，为推进“健康中国”建设出一份力。

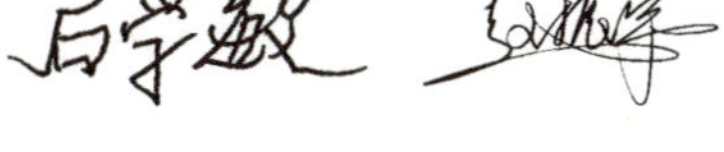

前言

在孩子们成长的道路上，疾病总是让家长们忧心忡忡。当孩子出现不适，药物治疗便成为关键。但儿童并非成人的缩小版，他们的生理功能尚未完全成熟，肝肾功能、神经系统等方面与成人存在显著的差异。这表明，儿童用药绝不能被简单地视为成人用药的减量版。

儿童用药的安全性一直是社会关注的焦点。根据世界卫生组织(WHO)的研究数据和相关报告，儿童潜在的用药错误率是成人的3倍甚至更高。由于用药不当，儿童面临严重的健康风险，有的孩子甚至失去了听力、智力，或遭受其他不可逆的损害。这些令人心痛的统计数据背后，是无数家庭的破碎和孩子们黯淡的未来。

在日常生活中，家长们在孩子的用药问题上常常感到迷茫和焦虑。究竟应该给孩子服用多少剂量的药物？是应该餐前服用还是餐后服用？药品说明书上那些复杂的医学术语又该如何解读？这些问题不断困扰着家长们。稍有不慎，错误的用药方法就可能给孩子的健康带来额外的负担，影响他们的正常成长。

鉴于此，我们精心编撰了这本《儿童常见病用药小课堂》。本书专注于儿童用药领域，采用问答的形式，将专业医学知识转化为易于理解的日常语言。从常见疾病的药物选择，到不同年龄段儿童的用药指南；从药物的正确使用方法，到用药过程中可能出现的不良反应及应对策略，本书都提供了详尽的解答。我们期望通过这本书，为父母们搭建一座了解儿童用药知识的桥梁，帮助他们避开用药的误区，确保孩子们在安全用药的环境中健康成长。

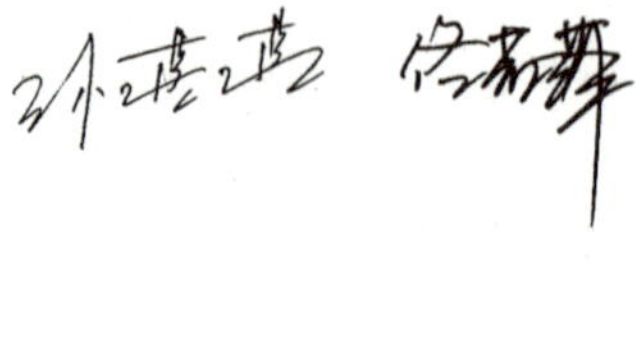

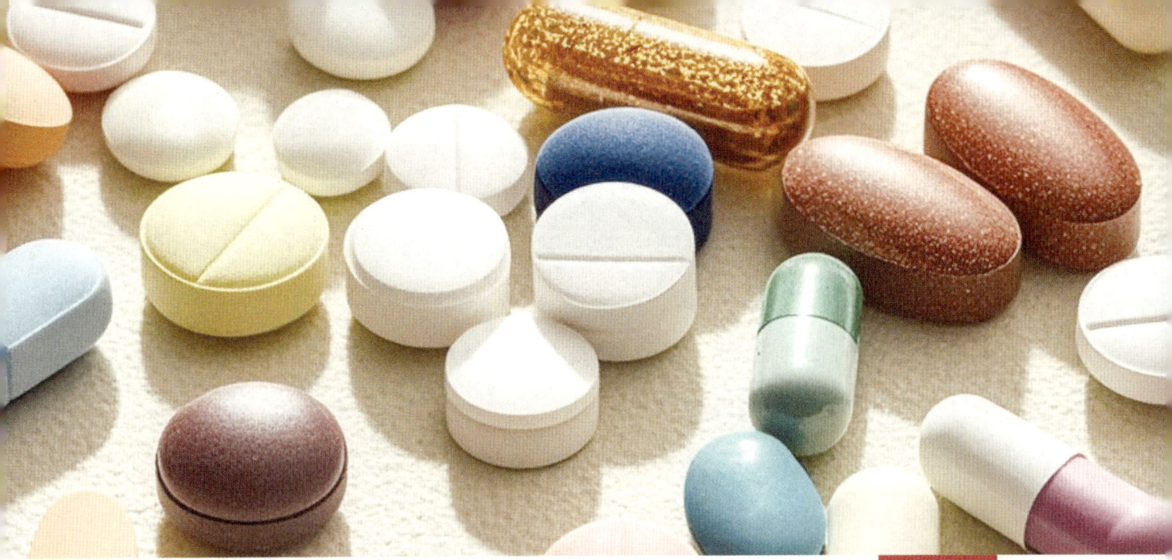

目录

第一章

药学知识和用药常识

第二章 呼吸系统常见病及用药

第三章 消化系统常见病及用药

第四章 皮肤及五官科常见病及用药

第五章 其他疾病及用药

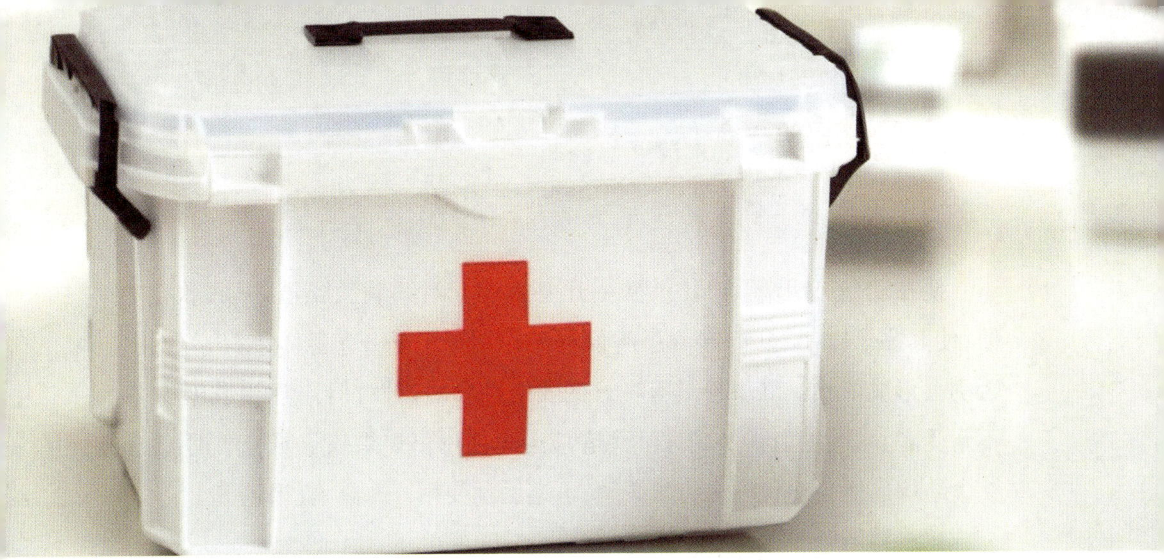

第一章 药学知识和用药常识

这些儿童常见病家庭用药，您家集齐了吗？

儿童常见病的症状包括感冒、发热、腹泻、外伤、过敏等。家中常备一个药箱，既能保证孩子的常见病或症状所需，又能应对突发状况。

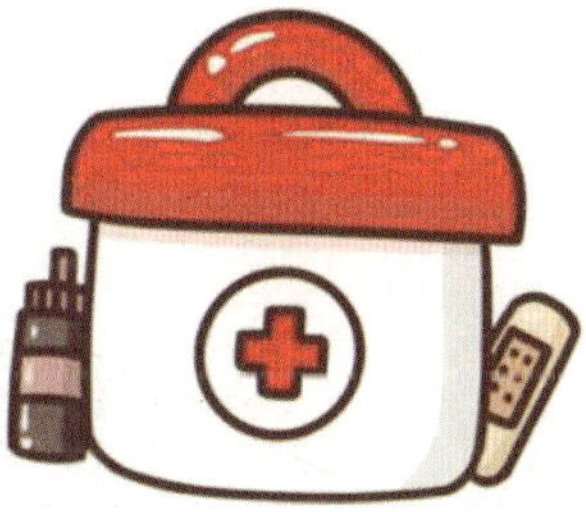

建议常备药物

▶▶ 退热药

退热药包括对乙酰氨基酚、布洛芬。对乙酰氨基酚适用于2月龄及以上的宝宝，布洛芬适用于6月龄及以上的宝宝。

▶▶ 腹泻药

腹泻药包括蒙脱石散、口服补液盐。此类药物适用于发生腹泻的情况。如果宝宝在发生腹泻的同时出现皮肤干燥、尿少、精神差等情况，提示已发生脱水，可以先给予口服补液盐以改善脱水症状，同时可根据情况口服蒙脱石散保护胃肠黏膜。

▶▶ 抗过敏药

抗过敏药包括氯雷他定、西替利嗪。宝宝皮肤娇嫩，突发的全身性荨麻疹会引起瘙痒难耐、烦躁不安，必要时可给予抗过敏药物。

便秘药

便秘药包括开塞露、乳果糖。开塞露能润滑并刺激肠道末端，软化大便，使其易于排出，从而起到缓解便秘的作用。但是开塞露不能经常使用，否则会形成依赖。乳果糖具有良好的安全性和耐受性，但乳糖/半乳糖/果糖不耐受者、半乳糖血症及糖尿病患者应避免使用。如果孩子便秘严重，改善饮食结构后便秘症状仍无明显缓解，可遵医嘱使用开塞露、乳果糖等。

外用药

外用药包括炉甘石洗剂、医用酒精、碘伏、创可贴、莫匹罗星软膏、丁酸氢化可的松乳膏。炉甘石洗剂用于急性瘙痒性皮肤病，不同年龄段的儿童都可以使用。碘伏为皮肤消毒杀菌的常用外用药，其刺激性比酒精小，更适合婴幼儿使用。莫匹罗星软膏为局部外用抗菌药，用于治疗皮肤细菌感染。丁酸氢化可的松乳膏用于过敏性皮炎、脂溢性皮炎、过敏性湿疹等。

其他

温度计、无菌纱布、棉签、喂药器等也是护理和治疗时需要使用的物品。

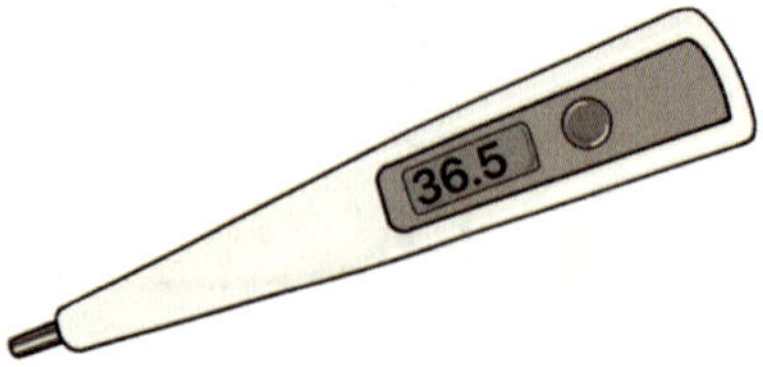

温度计

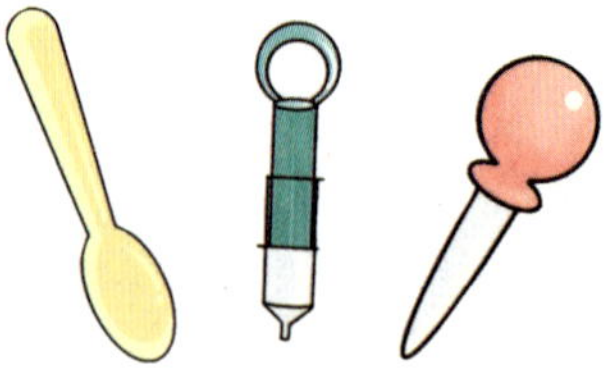
喂药器

不建议常备药物

复方感冒药

复方感冒药的药品名中通常带有“酚”“氨”等字样。2021年4月23日，国家药品监督管理局发布公告，对氨酚麻美口服溶液等14个品种的药品说明书提出修订要求，新增警示语——“不建议家长或监护人自行给2岁以下婴幼儿使用本品，应在医生或药师的指导下使用”。

抗菌药

应根据宝宝的具体情况判断是否需要使用抗菌药。抗菌药不要自行购买、服用,要凭医生的处方购买,并遵医嘱服用。

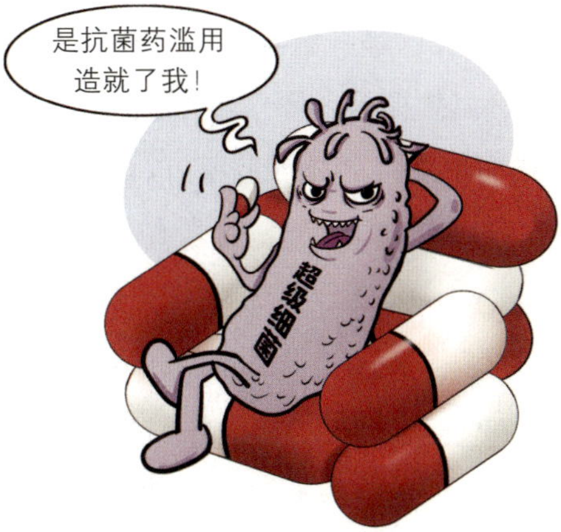

家庭药箱的维护和管理

1 合理储存:置于阴凉处或按药品说明书的要求进行储存,避免暴晒。

2 不要丢弃药品外包装和说明书,这样可以更好地识别药品和了解药品使用方法。

3 分类管理:将药品做好分类,大人和小孩的药箱分开存放,内服药和外用药分开存放。

4 药箱尽量放在孩子拿不到的地方,以免孩子误用、误服药品。

5 定期整理药箱,清理即将到达有效期和变质的药品,及时补充新的药品。

小药箱是有备无患的,但不可夸大其作用。药品是双刃剑,正确使用可以治病,错误使用则可能导致不良后果。孩子生病时,家长一定要理智,切勿滥用药物。若病情严重,需要及时去医院就医,避免耽误治疗时机。

药品储存有讲究，您做对了吗？

新的一年，相信很多家长已经开始着手收拾家中的物品，开展“大扫除”“断舍离”等活动了。药师温馨提示：不要忘记整理宝宝的小药箱哦！

整理小药箱可不是简单地将药品摆放整齐，而是要“一一核查，区别对待”。家长不要挠头，要点在手，整理不愁，快来看看吧！

识别药品效期

药品有效期是指药品在一定的储存条件下，能够保持质量的期限。超过有效期的药品属于劣药，不能再用。对于小药箱中的药品要一一核对效期，将过期药品单独放置、妥善处理。如何识别药品效期呢？

药品效期分为有效期和失效期。

有效期

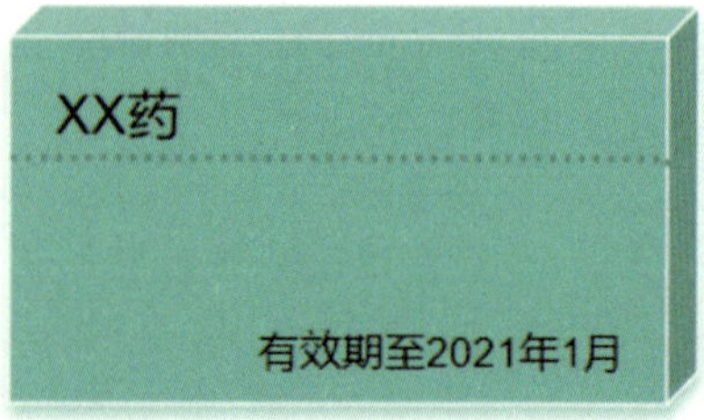

直接标明有效期（按年、月顺序）：如某药包装上标明“有效期至2021年1月”，说明该药可用到2021年1月31日。也可表述为“有效期至2021.01”“有效期至2021/01”“有效期至2021-01”等。

间接推算有效期：可根据药品的生产日期进行推算，一般规定批号的形式和有效期表述相似，用6位数字表示，前两位表示年份，中间两位表示月份，末尾两位表示日期。如批号是210102、有效期2年的药品可用到2023年1月2日。

失效期

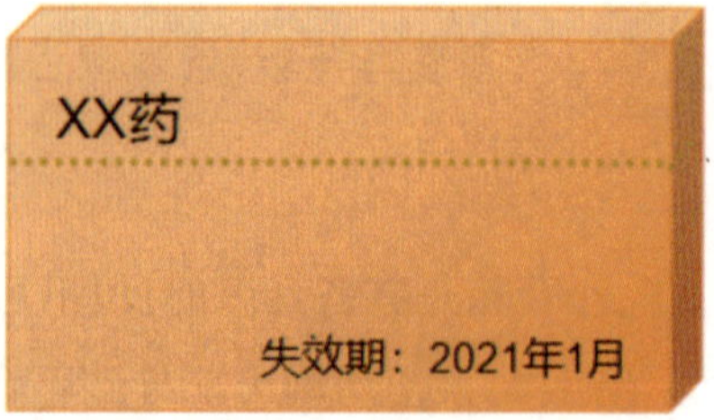

直接标明失效期（按年月顺序）：某年某月，是指该药在该年该月的1日起失效。如某药包装上标明“失效期：2021年1月”，说明该药只能使用到2020年12月31日。

药品的储存条件

有些家长将家中所有药品都集中在一个地方，忽略了药品保存所需要的环境条件。殊不知，药品的储存环境关系着药品的质量，只有储存得当，才能保障质量。如何获取药品的适宜储存条件呢？不妨打开药品说明书，在“贮藏”项下能够找到答案。

不同储存条件的含义如下。

1. 遮光：用不透光的容器包装。
2. 避光：避免日光直射。
3. 密闭：将容器密闭，以防尘土及异物进入。
4. 密封：将容器密封，以防风化、吸潮、挥发或异物进入。
5. 阴凉处：温度不超过20℃保存。
6. 凉暗处：避光并不超过20℃保存。
7. 冷处：2~10℃冷藏保存。
8. 常温：10~30℃，除另有规定外，“贮藏”项未规定储存温度的一般指常温。

药品的质量

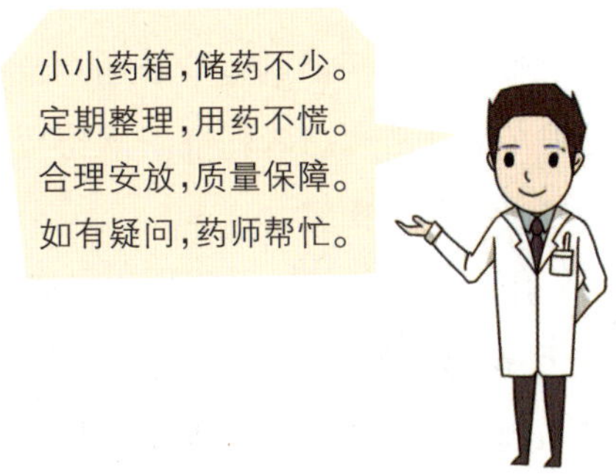

未开封的药品置于适当的储存条件下，其在有效期内可放心使用，对于滴眼药、糖浆等药品，一旦开封超过一定时限，即使未过效期也不能继续使用。如糖浆等口服溶液因含

蔗糖等成分较易变质，再次使用前须仔细观察药品的性状，如有沉淀、变色、异味等应避免使用。

家长们学会了吗？赶紧行动起来吧！

药品说明书，您看懂了吗？

人吃五谷杂粮，难免生病就医。而药品是我们战胜疾病的有力武器，医生和药师会悉心指导我们正确地使用药物，作为患者，读懂药品说明书也有助于正确、安全、有效地用药。药品说明书包含药品安全性、有效性的科学数据、结论和信息，以指导我们安全、合理使用药品。因此，千万不要再随意丢掉药品说明书了，用药前一定要认真阅读。

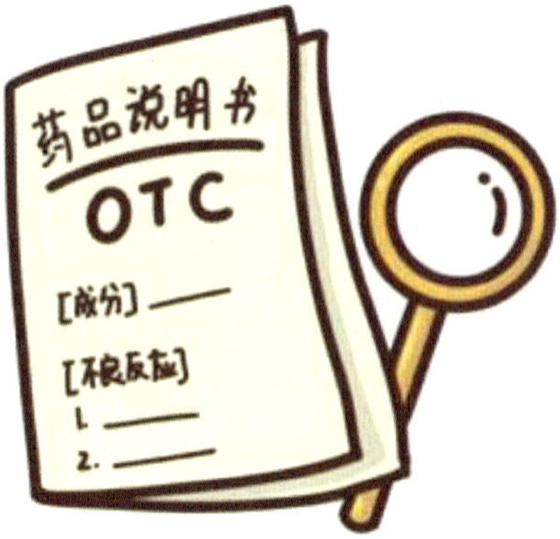

药品说明书的组成

药品说明书应当注明药品的通用名称、成分、性状、适应证，或者功能主治、规格、用法用量、不良反应、禁忌、注意事项、储存、生产日期、产品批号、有效期、批准文号、生产企业等内容。

与患者密切相关的内容

▶▶ 适应证

确定服用药品的适应证与自己的病情相符，处方药由医生负责讲解，非处方药品就需要患者仔细阅读药品说明书，确保对症下药。

▶▶ 用法用量

用法用量即使用方法与使用剂量，内服药品需要看清服用时间、剂量等。

“用量”：要看清药品规格及最小单位剂量，把剂量折合成最小规格。如药品规格是每片 50mg，服用剂量是每次 100mg，每日 3 次，就是每次 2 片，每日3次的意思。

“疗程”：还要注意使用疗程，不可以随意增加或缩短。例如，阿奇霉素的标准疗程通常为7天，具体服用方法是连续服用3天后，停药4天。根据病情再判断是否需要下一个疗程。

禁用、忌用、慎用及注意事项

1 禁用：特定的人群禁止使用，否则会出现严重不良反应或中毒。

2 忌用：最好不用或要尽量避免使用，因为某些患者服用后可能出现明显的不良反应。

3 慎用：谨慎使用，与禁用和忌用相比，其用药危险程度较轻。应由医生权衡利弊再用。

4 注意事项：用药过程中需要注意的地方。如有些药品在使用期间需要定期检查肝肾功能，有些外用药品在使用期间需要避开阳光直射等。

不良反应

常言道，是药三分毒。通常药品说明书对药品不良反应及其发生频率都有详尽的说明。由于个体差异，不良反应并非在每个人身上都会显现。孩子服药后，应留意是否出现不良反应。一旦发现此类症状，应及时就医。然而，也不必过度恐慌，以免因噎废食，拒绝了必要的药物治疗。

其他项目

若需深入了解说明书中的专业信息，如药品毒理学、药代动力学等，建议咨询专业人员。

正确储存

除了正确地选药和服药外，药品的正确储存同样重要，每一种药品都有相应的储存要求，如胰岛素、活菌制剂、某些滴眼液等药品，需要严格按照说明书中的规定进行储存，否则可能导致药品有效性降低或失效，更严重的甚至产生毒性反应。

▶▶ 有效期

如前文所述，一般药品标签上都会注明生产日期和有效期的具体信息，要确保药品在有效期内使用。

同一种药物会有多种药理作用吗？

“哪吒”“悟空”，听到他们的名字，大家想到了什么？哪吒是拥有三头六臂的小英雄，悟空是能够七十二变的美猴王。他们是我们童年生活的小伙伴，但在这里他们代表着“一药多用”“老药新用”“新适应证”，就像药物也拥有“三头六臂”，也能“变、变、变！”今天药师就和大家聊一聊那些常见的多面手。

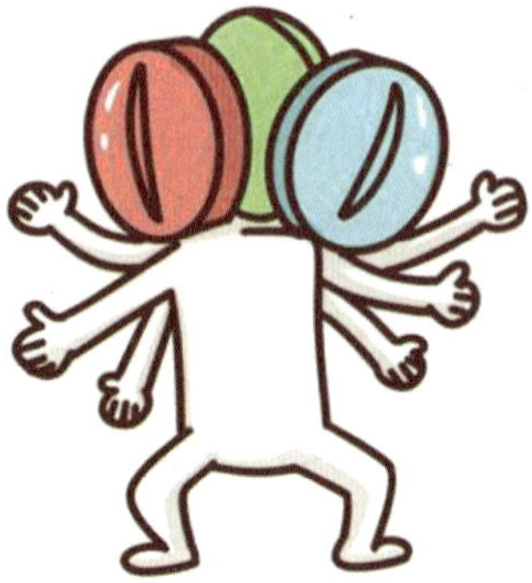

阿司匹林

首先是阿司匹林，也叫对乙酰水杨酸。它“出身”于柳树，已经有120多岁了，是医药史上的三大经典药物之一。阿司匹林的作用非常多，当然也有缺点（不良反应）。

阿司匹林是临床常用的解热镇痛抗炎药之一，具有解热、镇痛、抗炎、抗风湿、抗血小板聚集等多种作用。其主要通过抑制前列腺素（PG）、缓激肽、组胺等的合成产生解热、镇痛和抗炎作用。

▶▶ 解热作用

可通过作用于下丘脑体温调节中枢，使外周血管扩张、皮肤血流增加、出汗、散热增加而降温。

▶▶ 镇痛作用

外周性镇痛药，但不排除中枢镇痛的可能性。

▶▶ 抗炎、抗风湿作用

抑制PG的合成，减弱PG对缓激肽等致炎介质的增敏作用。抗风湿作用主要归因于抗炎，与解热、镇痛作用亦有关。

▶▶ 抑制血小板聚集

对生理性环氧酶的抑制作用较强，其通过抑制血小板的环氧酶，减少血栓素 A_2的生成，起到抑制血小板聚集的作用。

阿司匹林的药理作用

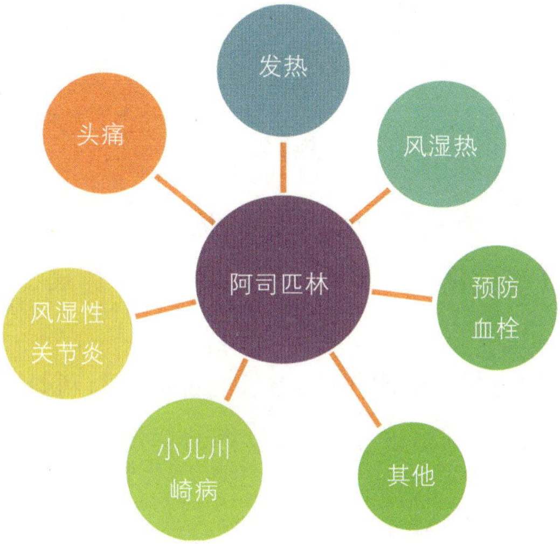

除了用于发热、头痛、风湿性关节炎、预防心脑血管疾病等方面，阿司匹林还可以治疗因多发性脑梗死导致的老年痴呆症，治疗阿尔茨海默病等。另外，阿司匹林对牙周炎、白内障、偏头痛、不孕不育症、小儿川崎病等疾病的防治均有一定效果。最令人瞩目的还是阿司匹林对几种癌症的预防效果，但目前医学界尚未对阿司匹林的抗癌效果形成定论。

二甲双胍

二甲双胍为双胍类口服降血糖药，首选用于单纯饮食控制及体育锻炼治疗无效的2型糖尿病，特别是肥胖的2型糖尿病。2019年，Cancer Cell刊登了一篇文章，研究人员发现在禁食状态下使用二甲双胍可以显著抑制肿瘤生长，并提出PP2A-GSK3β-MCL-1通路可能是肿瘤治疗的新靶点。但二甲双胍/低糖联合治疗在患者身上的安全性还需要进一步试验证明。

普萘洛尔

普萘洛尔用于治疗多种原因所致的心律失常，也可用于心绞痛、高血压、嗜铬细胞瘤（手术前准备）等。甲状腺功能亢进症（用于控制交感神经过度亢进的症状），也可用于治疗甲状腺危象，预防偏头痛。此外，自2008年偶然发现其对治疗血管瘤有效以来，普萘洛尔已经成为治疗婴幼儿血管瘤的一线药物。

卡马西平

卡马西平具有抗癫痫、抗神经性疼痛、抗躁狂症、抗抑郁症、改善某些精神疾病的症状、抗中枢性尿崩症的作用。用于治疗癫痫、三叉神经痛、尿崩症、躁狂症等。

虽然这些药物有多方面的作用，但须谨记风险与利益并存，切不可随意使用，况且在不同给药剂量下，药物所发挥的功效也有所不同，需要遵医嘱服用。

药片进入人体后发生了什么？

片剂是药物与辅料混合均匀后压制而成的圆形或异形片状的固体制剂。片剂主要分为口服片、口腔片和外用片三大类（表1.1）。

表1.1　片剂的分类

片剂种类	代表片剂
口服片	普通片、包衣片、咀嚼片、口崩片、泡腾片、分散片、肠溶片、缓释片、控释片
口腔片	舌下片、含片、口腔贴片
外用片	外用可溶片、含漱可溶片

片剂是最为常见的一种药物剂型，它凭借着剂量准确、稳定性好、服用方便和自动化程度高等优点在临床医疗中得到了广泛的应用。不同类型的片剂可以满足不同的医疗需求。

虽然人们对于片剂有一定的了解，但是大家对于片剂在进入人体后经历了哪些过程不是很了解，相信大家也很好奇。下面我们就以普通片为例为大家简单介绍一下。

普通片从进入人体到离开人体可分为4个过程：吸收、分布、代谢和排泄。

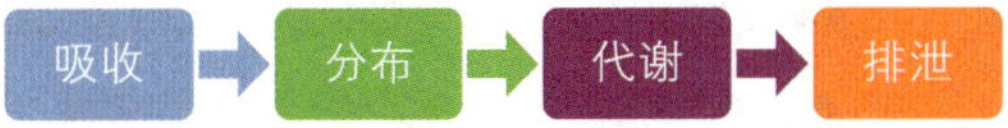

药物的吸收

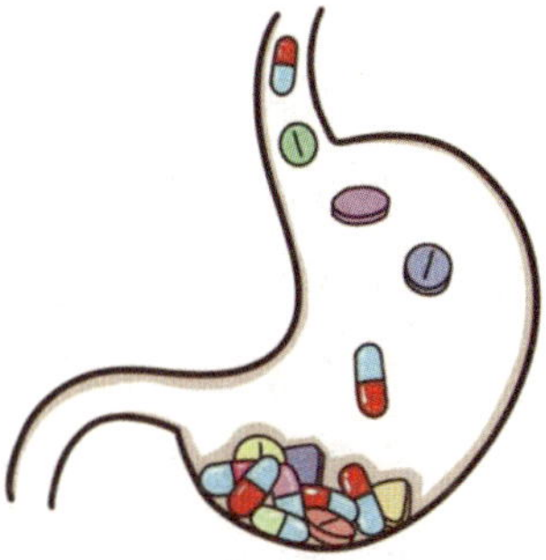

普通片剂通过口服给药，进入胃肠道，在胃肠道内崩解溶散，然后通过胃肠道吸收进入血液，这一过程为吸收过程。吸收过程又与服药方法、时间等有很大的关联。同一种药物采用不同的服药方法会产生不同的吸收效果。临床表明，对于大部分药物，在只考虑吸收效果的情况下，于餐前服用吸收速度较快且较完全。

药物的分布

那么，药物是怎么准确找到需要作用的部位并发挥作用的呢？其实，这与药物分布的过程息息相关。药物在进入血液循环后，会通过各种方式转运至不同的组织器官，这是药物的分布过程。

药物的代谢

药物在体内会发生结构的变化。药物发生代谢之后，有的药物会失去活性，有的药物会从无活性的状态转化为有活性的状态，有的药物活性不会发生改变。肝药酶在药物代谢中发挥着重要作用，有的药物会引起肝药酶活性发生变化，因此，当其他药物与此类肝药酶诱导剂或抑制剂联合使用时，需要适当调整药物的用量。

药物的代谢过程

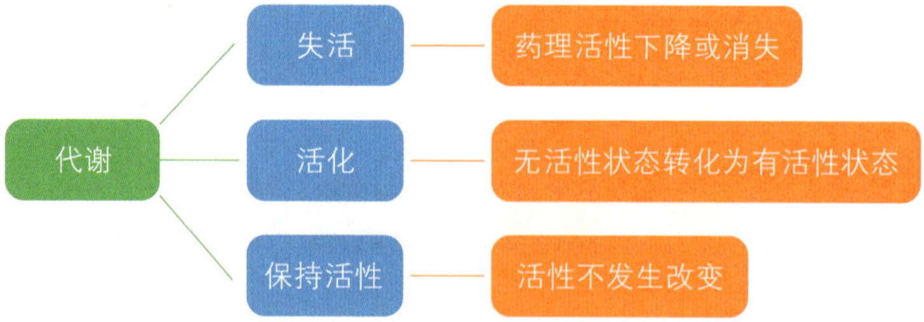

药物的排泄

药物在体内发挥完作用后，就需要排到体外，此时，普通片就会发生药物的排泄过程。排泄是指药物以原形或代谢产物的形式通过不同的排泄器官排到体外的过程。

医生常常叮嘱患者多喝水。肾脏是人体主要的排泄器官，“多喝水”能够促进药物通过肾脏排泄，减少药物在体内的蓄积，从而减少毒性反应。

“小药片，大作用”。一颗小小的药片在体内经过了吸收、分布、代谢和排泄这4个步骤。在不同的过程中，药片经历着不同的变化。我们通常会注意到药品说明书上注明的各种注意事项，而这些注意事项都是结合药物在体内的不同过程而制定的，所以一定要谨遵说明书服药。

合理用药，需要患者和医疗从业者的共同努力。医疗机构需要更加重视合理用药的宣传工作，提高全民对于药物的认识。合理用药，从现在做起，从自身做起。

什么？药片也会“发芽”？

大家都知道，发芽的土豆是不能吃的，因为它会产生对人体有害的龙葵素。那么，如果药品也“发芽”了，还能继续服用吗？

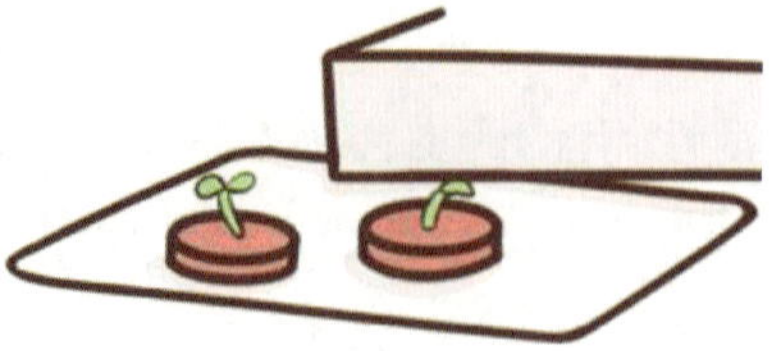

最近一张药片"发芽"的照片引起了大众的关注。图中所示的药片长出了一条类似于豆芽形状的尾巴。这让人们很是疑惑。那么,药片到底为什么会"发芽"呢?

其实,从药品中突出的条状物并不是真正意义上的发芽,也不是药品有质量问题,这些条状物更不会开花。出现这种情况是由于控释片采用的一种特殊的药品制作工艺,叫作"双层渗透泵技术"。在制作过程中,上层是药品,下层是具有膨胀功能的高分子材料,当药品处于高温、高湿的环境下,会使下层高分子材料发生膨胀,将上层药品通过释药孔挤出来,就像是发了芽一样。

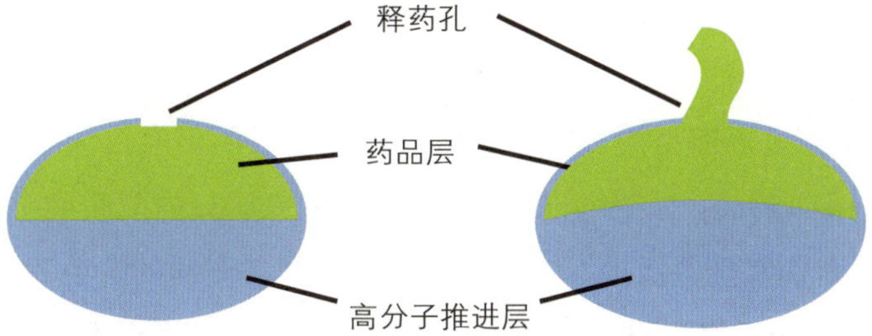

那么,"发芽"的药还能吃吗?"发芽"的药品已经失去了缓(控)释作用,所以不可以再继续服用了。为了避免类似事件的发生,建议大家按照药品包装上的说明来正确储存药品。而在日常生活中,有的患者为了拿取药片方便,有时候会将药品的原包装拆除,把药片都放入透明药盒。这样一来,虽然拿取方便了,但这类药盒的密封性是比较差的,特别是在湿度较大的天气,药品极易受潮。因此,药师建议在服用药品时,最好吃一粒、扒一粒,将其余药品留在原包装中,这样才能更好地保存药品。

复方制剂如何发挥疗效?

阿莫西林克拉维酸钾、亚胺培南西司他丁钠、沙美特罗替卡松……您或许使用过这些药物,可能也会纳闷它们的名字怎么这么长。其实这些药物是由两种成分构成的,下面我们就来看一看,它们为何要"牵手","牵手"后又是如何"形影不离"地发挥作用的。

自我牺牲

阿莫西林克拉维酸钾、哌拉西林他唑巴坦、头孢哌酮舒巴坦属于β-内酰胺类抗菌药+β-内酰胺酶抑制剂。是不是有些拗口？待药师一一道来。

阿莫西林、哌拉西林、头孢哌酮都属于β-内酰胺类抗菌药，主要是作用于细菌细胞膜上的青霉素结合蛋白，妨碍细菌细胞壁黏肽的合成，使菌体失去渗透屏障而膨胀、裂解死亡，对大多数革兰氏阳性菌和革兰氏阴性菌都有较好的抑制和杀灭作用。

但随着抗菌药的广泛使用，细菌产生了耐药性，特别是细菌分泌了β-内酰胺酶，这种酶会使药物结构中的β-内酰胺环水解裂开，从而失去抗菌活性。这可怎么办呢?

科学家经过不懈努力，终于研制出克拉维酸钾、他唑巴坦、舒巴坦这些β-内酰胺酶抑制剂。β-内酰胺酶抑制剂可以保护β-内酰胺类抗菌药不再被破坏，从而恢复抗菌活性。它们自身虽然仅具备微弱的抗菌活性，但可以与β-内胺酶“牵手”实施较强的、不可逆的结合，成为“形影不离”的好伙伴，结合后虽本身不可避免地遭到破坏，但可以让对方发挥更加强有力的抗菌作用，就像一名“敢死队”队员，为战友的冲锋扫除障碍。

保驾护航

洛匹那韦是一种选择性、竞争性、可逆的HIV蛋白酶抑制剂，可阻断Gag-Pol聚蛋白的分裂，导致产生未成熟的、无感染力的病毒颗粒。利托那韦与其结构相似，是一种针对HIV-1和HIV-2天冬氨酰蛋白酶的活性拟肽类抑制剂，通过抑制HIV蛋白酶，使该酶无法处理Gag-Pol多聚蛋白的前体，导致生成非成熟形态的HIV颗粒，阻断病毒复制的晚期。利托那韦可抑制CYP3A介导的洛匹那韦代谢，从而产生更高的洛匹那韦浓度，发挥更强药效。

亚胺培南和西司他丁也是这样一对好搭档。亚胺培南是碳青霉烯类抗菌药，对革兰氏阳性、革兰氏阴性的需氧菌和厌氧菌有强大的抗菌活性。西司他丁是脱氢肽酶-1的特异性抑制剂，可减少亚胺培南在肾小管上皮细胞的水解及其形成代谢物所致的肾毒性。

强强联合

布地奈德福莫特罗粉吸入剂可用于哮喘患者的常规治疗。布地奈德是一种糖皮质激素，与胞浆内的激素受体结合影响参与炎症的一些基因转录，抑制免疫细胞功能和气道高反应性。福莫特罗为长效选择性肾上腺素β2受体激动剂，抑制嗜酸性粒细胞聚集与浸润，还可减少肺肥大细胞释放组胺。二者联合使用可缓解支气管痉挛，减轻哮喘症状，阻缓病情加重。

磺胺甲噁唑/甲氧苄啶（复方磺胺甲噁唑）是化学合成的广谱抗菌药，对某些感染性疾病仍具有良好的疗效，并且使用方便，价格低廉。磺胺甲噁唑是二氢叶酸合成酶抑制剂，甲氧苄啶是二氢叶酸还原酶抑制剂，两者合用可使细菌的叶酸代谢受到双重阻断，可增效数倍至数十倍。

“二人同心，其利断金”。正是这些药物的优化组合使疾病的治愈率大大提高。

药名相近，药理作用就相同吗?

药物的名称包括通用名、商品名、别名，因为“一药多名”，有可能出现名称相近的药物。例如，头孢呋辛、头孢克洛、头孢地尼，都是自“头孢”开始，在头孢类抗菌药这个大家庭中都是亲戚。阿昔洛韦、更昔洛韦、伐昔洛韦，都以“洛韦”结束，是抗病毒药物团队中志同道合的好兄弟。

也就是说，它们的名称相近，适应证也相同。但有些药物的名称相近，甚至仅一字之差，但作用与疗效却大相径庭，如果使用混淆，就可能一着不慎，前功尽弃。

血凝酶和凝血酶

二者均能起到显著的止血作用，虽然名称相似，但用法迥异，临床使用中稍有不慎，就会造成严重的后果。

血凝酶有选择性促凝血作用和选择性促纤维蛋白生成作用，只针对血管破损处发挥止血功能，不仅可以有效止血，而且具有在正常血管系统中不引起血栓形成的特点，给药方式多种多样，可以局部应用，腹腔、皮下、肌内和静脉注射，在急性出血性疾病中的临床应用中具有广阔的前景。

凝血酶使纤维蛋白原转化为纤维蛋白，局部应用后使病灶表面的血液很快形成稳定的凝血块，用于控制毛细血管、静脉出血，或作为皮肤、组织移植物的黏合、固定剂。可喷雾或喷洒于创面；或口服、灌注用于消化道止血。严禁血管内、肌肉内或皮下注射，否则可能导致广泛性血栓形成而危及生命。严禁注射，如误入血管可导致血栓形成、局部坏死危及生命。

他巴唑和地巴唑

他巴唑又叫甲巯咪唑，为抗甲状腺药，适用于年轻患者，以及伴或不伴轻度甲状腺增大（甲状腺肿）的患者；用于各种类型甲状腺功能亢进的手术前准备。它起效快而代谢慢，维持时间较长，餐后顿服。

地巴唑用于轻度高血压、脑血管痉挛、胃肠平滑肌痉挛，脊髓灰质炎后遗症，外周颜面神经麻痹。

氯丙嗪和异丙嗪

氯丙嗪是抗精神病药，通过拮抗与情绪思维有关的边缘系统的多巴胺受体起作用，此外，还有镇吐、低温麻醉及人工冬眠、扩张血管、抗休克等功效。

异丙嗪是目前应用最广泛的非特异性抗变态反应药，能与组胺竞争效应细胞上的组胺 H_1受体，使组胺不能同H_1受体结合，从而抑制其引起过敏反应的作用，适用于湿疹、血管神经性水肿、荨麻疹，与氯苯那敏、氯雷他定作用相似。

呋喃唑酮和呋喃妥因

呋喃唑酮主要用于治疗菌痢、肠炎，也可用于治疗伤寒、副伤寒，口服后吸收较少，主要在胃肠道中起作用。

呋喃妥因主要应用于由敏感菌所致的急性单纯性下尿路感染，也可用于尿路感染的预防。一般来说，微生物对本品不易耐药，如停药后重新用药，仍可有效。口服后吸收迅速，并很快由尿液排泄，两药同是硝基呋喃类抗菌药，但用途完全不一样。

"处方药"和"非处方药"有什么不同?

家长们在给孩子购买药品时，经常会听到"处方药"和"非处方药"这两个名称，那么"处方药"和"非处方药"到底是指什么呢？它们之间有什么区别呢？在购买和使用时需要注意些什么呢？

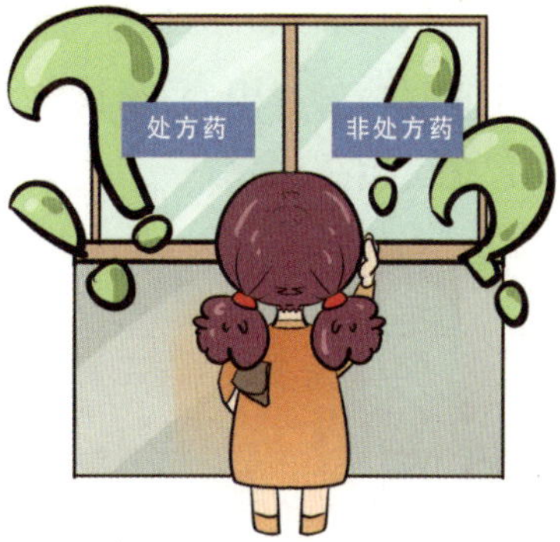

什么是处方药

处方药是为了保证用药安全，由国家药品监督管理部门批准，须凭执业医师或执业助理医师处方才可调配、购买和使用的药品。因此，开具这类药的医生必须具有执业医师资质，而患者也必须在医生的监护指导下购买和使用。

什么是非处方药

非处方药是不需要凭执业医师或执业助理医师处方即可自行判断、购买和使用的药物。这类药又称为"可在柜台上买到的药(OTC)"。因此，非处方药可以不用医生开具处方，直接在药店购买。

处方药和非处方药的区别

1 处方药的适应证是需要医生进行判断的病症，并且使用方法需要医生指导；非处方药多用于常见病的自行诊治，如感冒，咳嗽，消化不良等，患者可以在说明书的指导下正确使用。

2 有的处方药可能会使患者产生药物依赖性或者药物本身含有毒性，而非处方药通常不含成瘾或有毒成分，因此应用相对安全。

3 处方药只允许在专业性医药报刊中进行报道，而非处方药可以通过大众媒介做广告。

虽然说非处方药比处方药安全，但并不代表非处方药就是绝对安全、没有不良反应的。因此，家长在自行购买和使用非处方药时也要提高警惕，不可以随意用药。

1 应在正规药店购买非处方药，购买时要注意药品外包装上是否有药品批准文号、注册商标、生产厂家和批号等。

2 自行在家给孩子使用非处方药时，要明确孩子的病症和病情，如果不能做出正确判断，最好带孩子去医院就诊，不要盲目使用药物。

3 要仔细阅读药品说明书，根据孩子的性别、年龄、体重等因素，掌握药品的适用人群、用量、服用时间、服用次数、疗程、禁忌证等。

4 任何药物都不是绝对安全的，家长们在给孩子用完药物后，不仅要观察是否有效果，还要注意药物的不良反应。如果孩子的症状没有减轻，应及时前往医院就医。

这些常用口服药，孩子吃对了吗？

家长们带孩子到医院看病的最后一步一般是在药房取药。药师在窗口核对发药信息的同时，还要在短短的时间内向家长们提供专业、简洁、易懂和准确的用药交代，包括药品的用法、用量、注意事项和药物相互作用等，以确保孩子们的用药安全。

用药交代是药师专属的“小唠叨”，是药学服务中非常重要的工作内容。

药师必须具备高度的责任感、良好的业务素质和工作能力，才能做到耐心细致地向患儿家属进行用药交代，以此来增强患儿用药的依从性，提高用药的安全性和合理性，提升药学服务质量。

下面，儿科药师就向您“唠叨唠叨”几种常见口服药的用法。

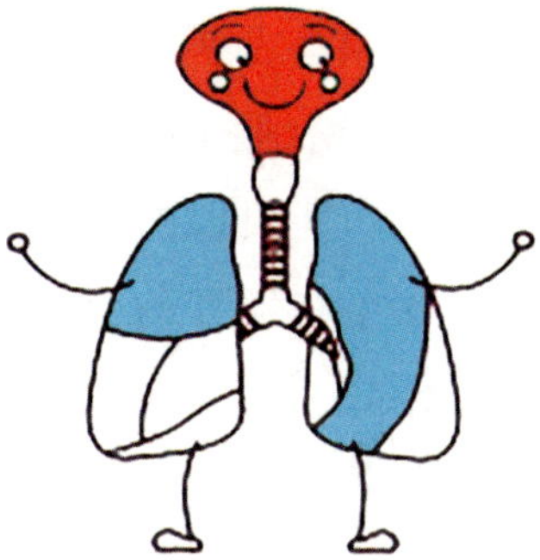

呼吸系统用药

氨溴索：餐后口服，避免同服强力镇咳药，以免痰液堵塞气道。

羧甲司坦口服溶液：黏液调节剂，避免同服强力镇咳药，以免痰液堵塞气道。

止咳糖浆：不宜用热水送服。

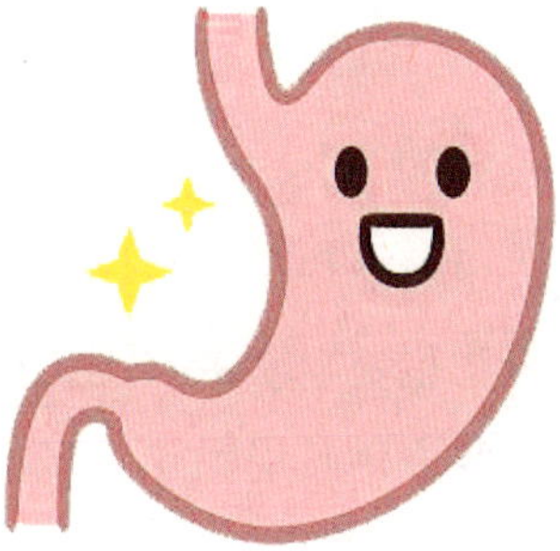

消化系统用药

磷酸铝凝胶：胃炎、胃溃疡于餐前半小时服用，十二指肠溃疡于餐后3小时及疼痛时服用。

蒙脱石：蒙脱石具有层纹状结构和非均匀性电荷分布，可影响其他药物的吸收，应与其他药物间隔服用。

双歧杆菌四联活菌片：2~8℃下冷藏保存，不宜与抗菌药同用。

枯草杆菌二联活菌颗粒：用低于40℃的水或牛奶冲服，也可直接服用。直接服用时应注意避免呛咳，不满3岁的婴幼儿不宜直接服用。

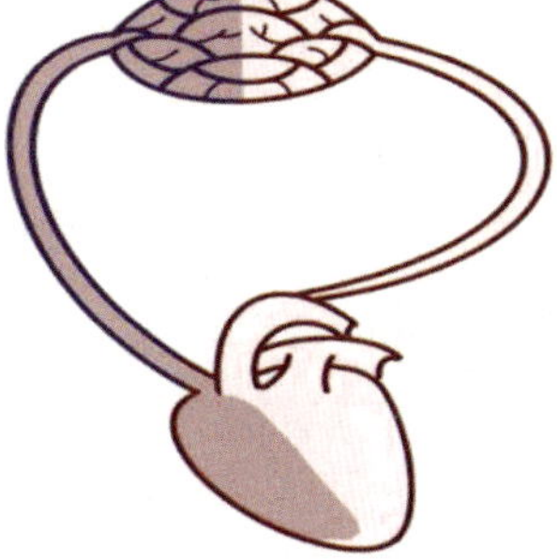

心脑血管用药

卡托普利：宜在餐前1小时服药，胃中食

物可使卡托普利吸收减少30%~40%。

抗癫痫药

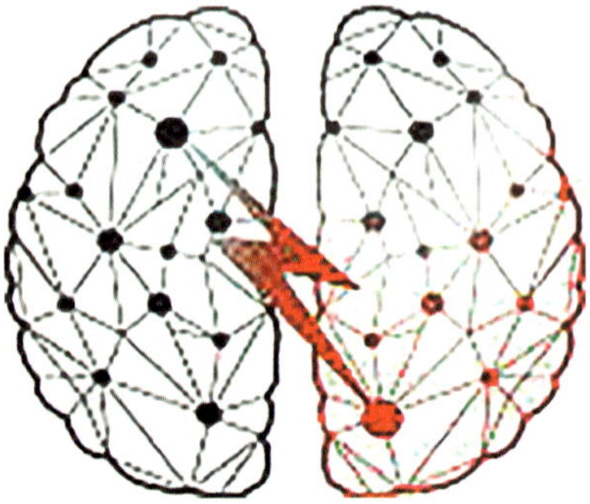

这一类药物的使用应遵循“规律服药、合理换药或停药”的原则。

丙戊酸钠：3岁以下儿童使用本品发生肝功能损害的风险较大，并且此药可在正在发育的骨骼中蓄积，须引起注意。

托吡酯：服用本品应保持足够的饮水量。

左乙拉西坦：对于严重肝功能损害的患者，需调整剂量。儿童最常见的不良反应有嗜睡、敌意、神经质、情绪不稳、易激动、食欲减退、乏力和头痛。

抗菌药

甲硝唑和头孢菌素类：用药期间，禁用酒及含乙醇的食物。

头孢呋辛酯：餐后服用，以增加吸收和减少胃肠道反应。

复方磺胺甲噁唑：主要经肾脏排泄，易形成结晶，嘱患儿多饮水，以减少结晶对尿道的损害。

氟康唑：半衰期大于24小时，严格遵医嘱合理服用，以防药物蓄积。

解热镇痛抗炎药

对乙酰氨基酚：必要时服用。用于解热连续使用不超过3天，用于止痛不超过5天。

布洛芬：可能引起胃肠道不适，最好在餐后或饮水后服用。6个月以下的婴幼儿应遵医嘱。

双氯芬酸钠肠溶片：宜餐前服用，药片应完整吞服，以液体送下，不可分割或咀嚼。

激素类药物

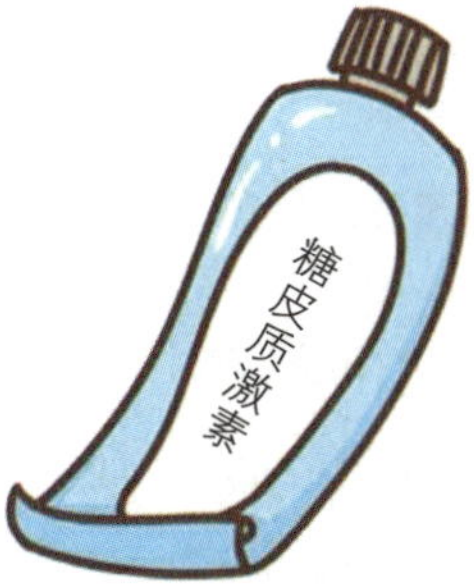

糖皮质激素：将一日的剂量于早上7~8点服用，此时药物对下丘脑-垂体-肾上腺轴的抑制作用最轻，不良反应最小。小剂量短程抗炎用药不在此限。

激素类药物长期服用后不可突然停药，易导致一系列反跳现象和病情加重。

维生素类

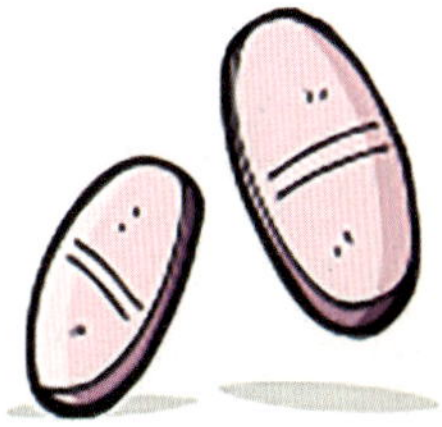

脂溶性维生素A、D、E、K：餐后服用为佳，因餐后服用有较高的吸收率。

中成药

为了儿童能够更加安全有效地使用中成药，一定要注意以下几方面。

▶▶ 优先选用儿童专用中成药

1 药名中标有“小儿”“儿童”或与“儿”“幼”等相关字样的中成药，如小儿肺热咳喘口服液、小儿感冒退热糖浆、健儿清解液等。

2 虽然药名未标注儿童相关字样，但说明书中有明确儿童用法用量的中成药，如黄栀花口服液、珠珀猴枣散等。

▶▶ 选择合理剂量与适宜剂型

儿童用中成药的剂量、频次应严格按照说明书使用。对于说明书中未规定不同年龄、不同体重的患儿服用剂量的中成药，不建议家长选用，更不可随意超剂量使用。

▶▶ 注意中成药中的有毒成分

含有毒成分的中成药不宜过量久用。这些药品的说明书在“注意事项”项下都会明确标出，所以在药品的使用过程中，家长们一定要仔细阅读说明书。

这些不同剂型的西药，孩子用对了吗？

儿科常用的西药剂型有口服液体制剂（糖浆剂、溶液剂等）、口服固体制剂（颗粒剂、片剂等）、栓剂、灌肠剂、滴眼剂和眼膏、滴耳剂、滴鼻剂、皮肤涂剂、吸入剂等。下面，药师为您简单介绍这些不同剂型药物的使用方法和注意事项。

口服液体制剂

1 需用量杯或按瓶体刻度精确倒取，不可用嘴直接接触瓶口服用，否则服用量不易掌握，同时易使细菌直接污染瓶内药液，造成霉变。

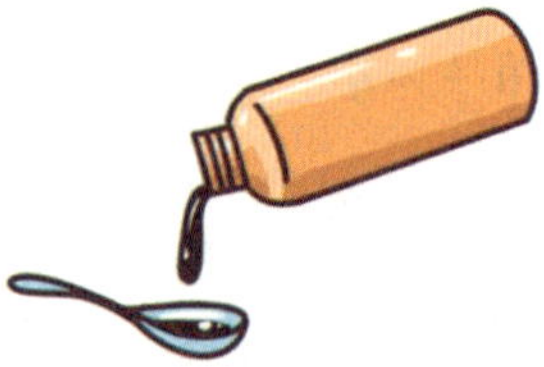

2 混悬剂、糖浆剂等用前应缓慢摇动药瓶，将药物成分充分混匀。一旦开封后最好冷藏保存。如觉得糖浆剂太甜，可以适当加水（不要用开水和矿泉水）冲淡一点；杯底残留药物可加适量水后全部喝掉。

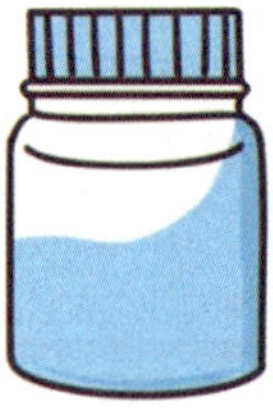

3 年龄较小的孩子最好采用滴管或喂药器等工具，保证每次给药剂量准确。喂药时从舌根处用滴管或喂药器压住孩子的舌头，慢慢往嘴里推入药物，防止吐药；喂药后，再喂少量水，以防药物在口腔中残留。通常在孩子心情好并且不是很饱腹的情况下给药。

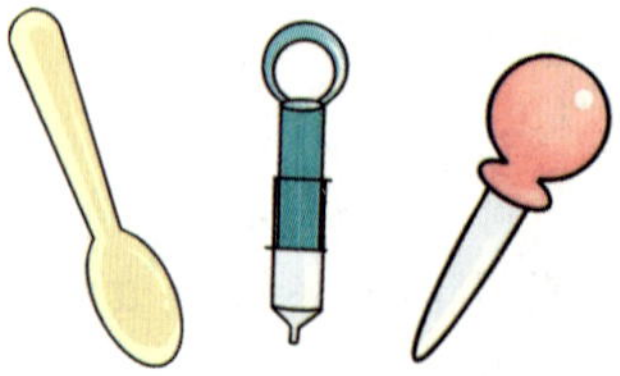

药勺　针筒　滴管

口服固体制剂

分散片

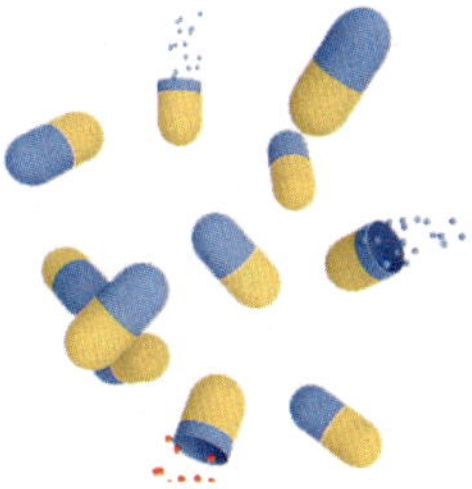

用水分散后口服或直接吞服。不用水送服，否则药物遇水快速溶解，易造成呛咳。常见药品如头孢地尼分散片。

泡腾片

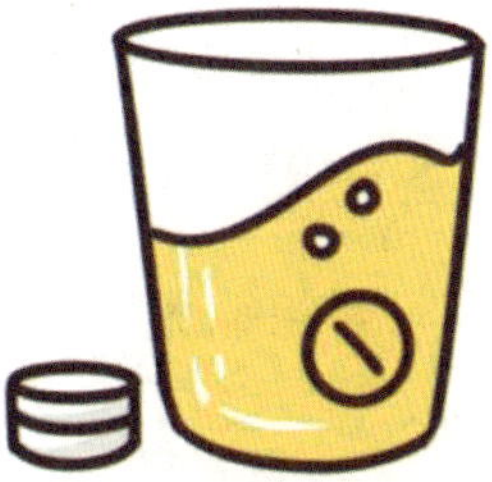

不可直接吞服药片，服药前需要先将药片加适量温水完全溶解，待气泡全部消失后再口服。因为泡腾片中加入了能产生二氧化碳的成分，直接口服药品在口腔内遇水瞬间产生大量二氧化碳气体，有缺氧窒息的危险。常见药品如金莲清热泡腾片。

咀嚼片

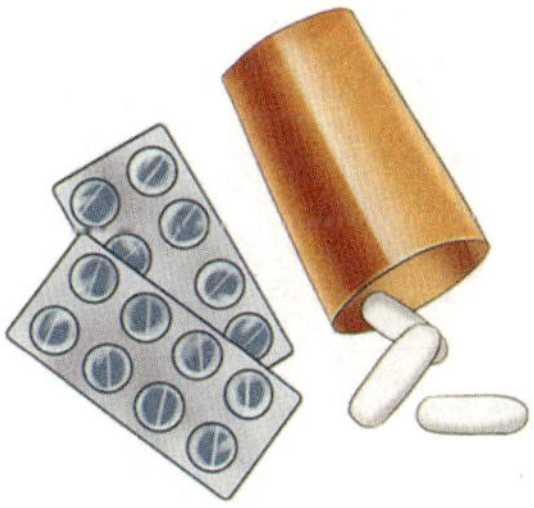

在口腔中咀嚼或吮服使其溶化后吞服。服用时可不饮水，药物经口腔嚼碎后表面积增大，具有溶出快、吸收好等特点。常见药品如孟鲁司特钠咀嚼片。

缓控释片/胶囊、肠溶片/胶囊

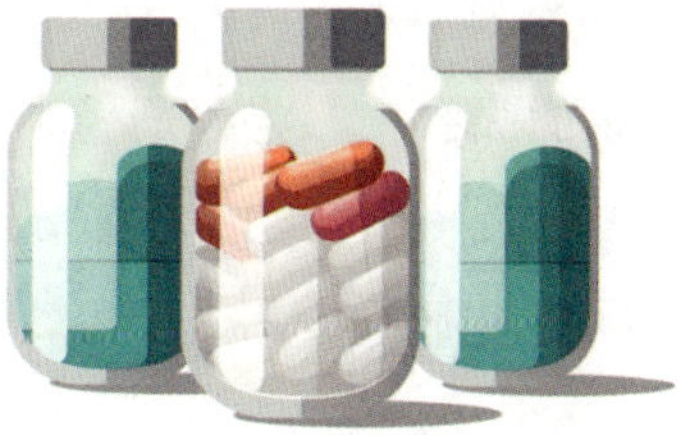

此类制剂一般需完整吞服，不可掰开、研碎或咀嚼，如硝苯地平缓释片、阿司匹林肠溶片等。少数制剂可整粒服用、掰开或水溶服用均可，如单硝酸异山梨酯缓释片、奥美拉唑肠溶片等(不同厂家的工艺可能不同，应严格按照药品说明书使用)。

硬胶囊

服药前先用温水湿润咽喉，后将胶囊放于舌后部，喝一口水咽下。如胶囊过大，可将胶囊内药物倒出研末，溶于温水混匀后服用。应注意：缓控释胶囊、肠溶胶囊一般需要整颗咽下，使用前请仔细阅读药品说明书或咨询医生或药师确认胶囊内药物的类型，选择正确的给药方式。

软胶囊

可把“滴嘴儿”置于开水中浸泡30秒，把胶囊里的药物挤入孩子的口腔，如维生素AD滴剂。应注意：若胶囊壳不小心滑入孩子的口腔可引起窒息，1岁以上有咀嚼功能的孩子也可以直接嚼服。

颗粒剂

用适量温开水搅拌溶解后服用。根据药量，用温开水200~400mL，水温以50～60℃为宜，水温过高易破坏有效成分，过低则会导致药物溶解较慢。

外用制剂

滴耳剂

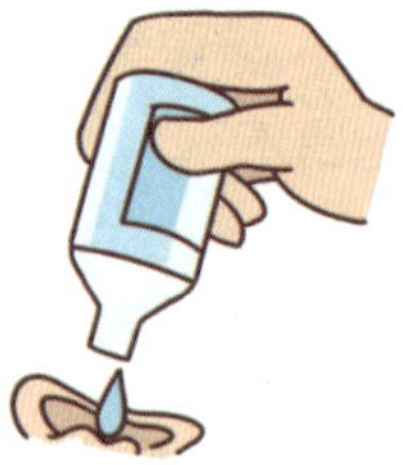

采取侧卧位，轻拉耳垂，将药物滴入外耳道，呈侧卧姿势保持几分钟。如果药物刚从冰箱中取出，应先用手把药瓶暖至体温。尽量在孩子心情不错时使用滴耳药。

栓剂

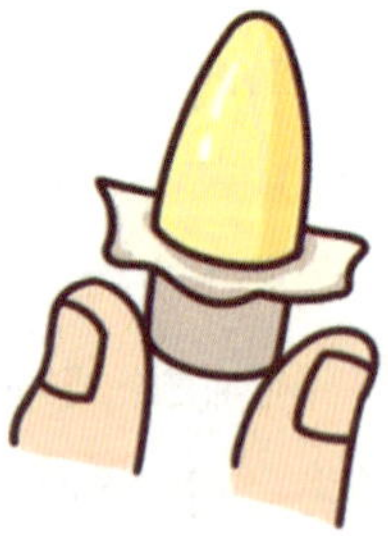

适用于进食困难或呕吐严重的儿童。每次用药前须让孩子排空大小便，可取平卧位，双腿抬高，露出肛门。栓剂插入深度应为2~3cm，过深或过浅都会影响药物的吸收率。将栓剂轻柔地塞入后，隔着卫生纸按压肛门片刻。栓剂一般置于阴凉处或冷藏保存，请在药物使用期限内使用。

皮肤涂剂

主要分为油剂和乳剂。油剂一般不用于大面积涂抹，多用于局部患处；乳剂一般适用于大面积涂抹。涂抹前先清洁局部皮肤，在局部患处薄薄地涂上一层，避免食入。

汤药，宝宝喝对了吗？

汤药，即汤剂，古称汤液，是中药最为古老的剂型之一，因其符合中医辨证、随证加减的原则而广泛应用于儿科临床治疗中。

那么，是不是把煎好的药液让孩子一饮而尽就万事大吉了呢？

其实不然，儿童汤药的服法是有“法”可依的。清代著名医学家徐灵胎曾讲“病之愈不愈，不但方必中病，方虽中病而服之不得其法，则非特无功，反而有害”，可见汤药服法的重要性。今天，儿科药师就与您聊一聊喂儿童喝汤药的正确方法。

服药时间

《本经》云：“病在胸膈以上者，先食后服药；病在心腹以下者，先服药而后食；病在四肢血脉者，宜空腹而在旦；病在骨髓者，宜饱满而在夜。”所以，必须针对宝宝的病情、病位和方药，选择正确的服药时间。

▶▶ 餐前服

餐前30~60分钟服用。此法可使药力速达病所，适合病位在下，如患肝肾疾病的儿童，此外，健脾药、收敛药、止泻药及补益药也宜于餐前服用。

▶▶ 餐后服

餐后15~30分钟服用。治疗如咽喉、心肺胸膈等上焦疾患的药物，以及对儿童消化道刺激较大的药物均宜餐后服用；消食健胃药宜食后及时服用。

▶▶ 清晨空腹服

“朝则人气始生，病气衰。”驱虫药、利水渗湿药、泻下药均宜此时服用。

▶▶ 睡前服

睡前30~60分钟服用。“阴气旺于夜”，需要镇静或缓泻的儿童宜睡前服药。

▶▶ 急救服药

以快速起效为根本，不必拘泥时间。呕吐的儿童宜小量频服，解表药宜即时服。

服药温度

根据方药特性和儿童疾病进行选择，可分热服、温服、冷服。

热服

外感风寒、腹中冷痛等患有寒性病症的儿童，汤药须热服，即汤药煎好后趁热服下。服药前家长应先试一下温度，避免药液过烫导致烫伤孩子的咽喉、食管、胃黏膜等。

温服

药液30~37℃，服用补益药的儿童宜温服，对儿童胃肠道有刺激性的药物宜温服。

冷服

药液25℃左右，呕吐/中毒或服用清热剂、祛暑剂的儿童宜冷服。

反佐服法

儿童病情复杂，寒热错杂，如真寒假热则热药冷服，真热假寒则宜寒药热服。

服药剂量

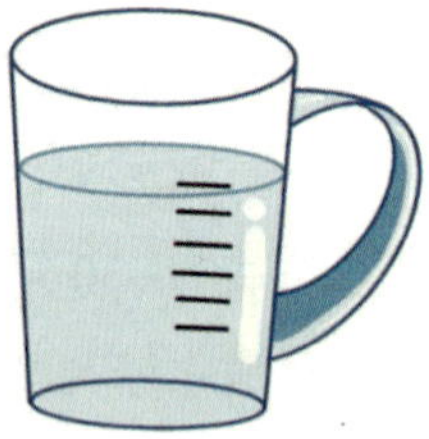

《汤液本草》载："病在上不厌频而少，在下不厌顿而多，少服则滋荣于上，多服则峻补于下。"由此可见，儿童每剂汤药的服用剂量也应因病位、病情而异。具体有以下几种服用方法。

分服

胃肠功能较弱的儿童，每剂一般分3次服。

顿服

急症的儿童可采取一剂药一次顿服。

连服

高热/病情较重的儿童，在较短时间内可连续服用药液。

频服

婴幼儿/呕吐的儿童，一剂汤药可少量多次服用。

呷服

针对咽喉/口腔疾病的儿童，可不拘时间与次数小口喂服，让药液在孩子的口腔或咽部多停留一些时间，再缓慢咽下。

由于儿童服用汤药比较困难，煎煮中药以“浓煎”为主，煎出药液浓缩至当天服药量即可，分2~3次服用。一般情况下，3岁以下一剂日服量为60mL，3~7岁一剂日服量为100~150mL，7岁以上一剂日服量为150~200mL。

服药注意事项

药师每天对家长解释最多的就是这些问题：中西药能一起吃吗？中西药需间隔多长时间吃呢？喝汤药有什么不能吃的吗？……现在就为家长们讲一讲喝汤药的注意事项。

中药、西药间隔多久服

由于中药、西药的药物成分、起效时间、疗效、毒性反应各不同，如果同时服用或服药间隔时间过短，很容易导致药效降低、毒性反应增强等。所以服用中、西药应至少间隔30~60分钟。

服汤药的饮食禁忌

服用汤药期间最好不要食用辛辣刺激类、生冷类、鱼腥类、油腻类、发物类等食物，如葱、蒜、辣椒、韭菜、鱼虾、煎炸食物、蘑菇、茶或咖啡饮品等。

另外，对于健康的儿童不提倡服用补益类中药，儿童时期如果服用过多的补益类中药，会导致阴阳失衡，易出现性早熟及发育异常等问题。

喂儿童喝汤药的注意事项

喂儿童喝汤药要有耐心，不能急于求成，不可强行捏鼻灌下，以防呛入气管引起窒息。可在药液中加少许蜂蜜或冰糖，改善药液口感。对拒服汤药的儿童可采取半卧位，头部抬高，颈部垫毛巾，固定手足，用小勺或吸管将药液慢慢滴入孩子的口腔颊黏膜与臼齿之间。

由此可见，因病因药不同，汤药服药时间、药液温度和服用的单次剂量都会有所不同，正确做到这些的同时避免用药禁忌，注意喂药方式方法，孩子一定会药到病除！

对的时间遇见对的药：如何正确安排用药时间、间隔及顺序？

作为药师，我们经常会被问及以下情景中的问题。

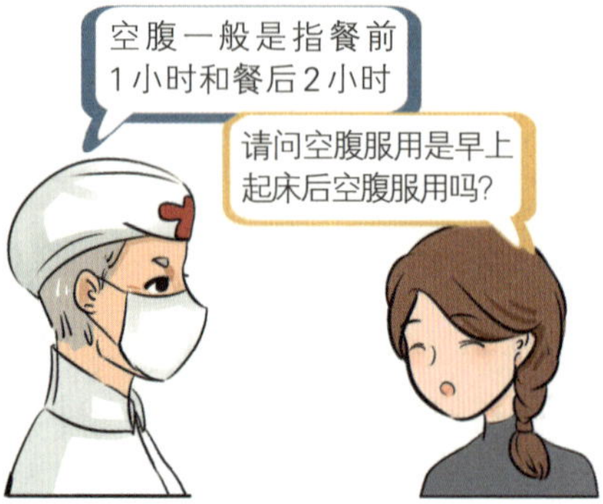
空腹一般是指餐前
1小时和餐后2小时
请问空腹服用是早上起床后空腹服用吗?

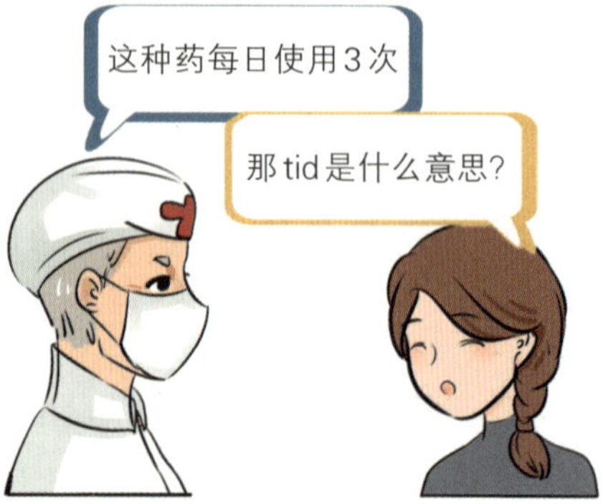
这种药每日使用3次
那tid是什么意思?

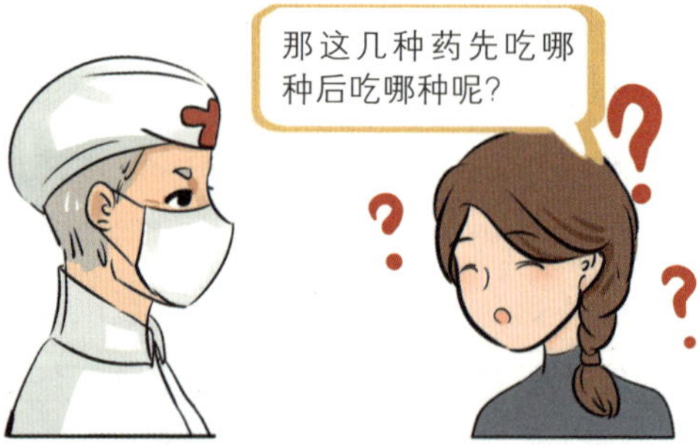

药物的疗效与用药时间和给药间隔密切相关。根据人体生物节律（如昼夜节律）的变化、药物的药代动力学特点等确定合适的用药时间、间隔，不仅能提高疗效，还可以降低药物毒性反应，提高用药的依从性。当多种药物联合使用时，适宜的药物使用顺序能使药物更加充分地发挥疗效，对临床治疗大有裨益。下面药师就为您介绍如何正确安排用药时间、间隔及顺序。

如何正确安排用药时间

▶▶ 用药时间的定义

药师在这里整理了常用药品用药时间的解释，帮助大家正确理解药品的使用方法（表1.2）。

表1.2　常用药品的用药时间及解释

用药时间	解释
餐前服用	餐前15~30分钟，常见的胃黏膜保护药、某些降糖药等在餐前服用
餐中服用	进餐少许后服药，服完后继续进餐，如降糖药
餐后服用	餐后半小时服药，如对胃黏膜有刺激性的药物，如铁剂、非甾体抗炎药
空腹服用	餐前1小时或餐后2小时以后服用，如某些肠溶制剂、抗血吸虫药等，由于它们需要迅速通过胃到达肠道而发挥作用，因此，需要空腹服用
顿服	看到这个词，千万别从字面上理解，以为是吃完每顿餐后服用，其实不然，它是指把一天内需要的用药总量一次性服下
睡前服用	“睡前”不是指躺在床上要睡觉的时候，它是指在睡前15~30分钟服用，如常见钙剂、催眠药、平喘药等
必要时	身体某部位不舒服的时候立即服用，常见心绞痛药硝酸甘油片等

▶▶ 不同用药时间的优缺点（表1.3）

表1.3　口服用药的用药时间和优缺点

用药时间	优缺点
晨起服药	此时胃和小肠内的食物经一夜消化后已基本不存在了，有利于药物和胃的接触，药物可被人体充分吸收、迅速起效。缺点是对胃有一定的刺激
空腹服药	此时胃和小肠内的食物已基本不存在了，避免药物受胃内食物的影响降低药效。缺点是对胃有一定的刺激
餐前服药	优点是此时胃内没有食物，有利于药物在胃内吸收和作用于胃壁，而且胃排空快，随着食物到达胃部，食物迅速将药物推向小肠。缺点是对要求迅速起效但对胃有刺激的药物餐前服用受限
餐中服药	优点是可减少对胃黏膜的刺激。缺点是在用餐的时候服药往往令人不快

待续

续表

用药时间	优缺点
餐后服药	优点是减少药物对胃肠道的刺激,阻碍药物向消化管壁扩散,延缓药物制剂的崩解和药物的溶解,在某种程度上起到一定的缓释作用。缺点是对要求速释的药物往往起反作用
睡前服药	优点是不必考虑食物对药物的作用。缺点是容易漏服

常用药物的用药时间

适合晨起服用的药物

■ 糖皮质激素类药物:如地塞米松、泼尼松,应在早晨7~8点服用。因为糖皮质激素分泌呈昼夜节律性变化,早上6~8点为分泌的高峰期,在高峰期一次给予全日皮质激素总剂量,不但可以增强其疗效,还可减轻对人体自我分泌的抑制。

■ 促甲状腺素类药物:如左甲状腺素钠,应在早晨空腹将一日剂量一次性送服。

■ 利尿药:如呋塞米、氢氯噻嗪、螺内酯等,应于早晨服药,以免夜间排尿次数增多。

适合空腹服用的药物

■ 抗菌药:如头孢拉定、诺氟沙星等,容易受到食物的影响而降低药效,空腹服用可以提高生物利用度,吸收迅速。

■ 抗结核药:如利福平、异烟肼,空腹服用药物峰浓度最高、疗效最好,进食后服药效果会大打折扣。

■ 驱虫药:在空腹服用时,肠道的药物浓度较高,有利于肠道药物与虫体的直接接触,增强疗效。

适合餐前服用的药物

■ 肠溶药物:肠溶药物具有特殊性,餐前服用可以确保药物尽快通过胃进入小肠,从而溶解释放、发挥作用。例如,阿司匹林肠溶片。

■ 消化系统药物:多为餐前服用。促胃肠动力药,如多潘立酮等,餐前服用有助于促进胃蠕动和胃液分泌;胃黏膜保护剂,如复方谷氨酰胺、枸橼酸铋钾等，餐前服用可使药物充分附着于胃壁，在胃黏膜表面形成保护膜。

适合餐中服用的药物

■ 抗真菌药：如伊曲康唑，和食物同服或在餐后立即服药可促进药物的吸收、增强药效，同时也能减轻药物的胃肠道不良反应。

■ 利胆药：如熊去氧胆酸等、保肝药等与食物同服可更好地发挥药效。

适合餐后服用的药物

■ 对胃肠道有刺激的药物：如易诱发溃疡的阿司匹林片（非肠溶制剂）、对乙酰氨基酚、口服铁剂、抗痛风药等。

■ 抗酸药：如铝碳酸镁可中和胃酸，而进食可引起胃酸分泌增多，故须在餐后服用。

适合睡前服用的药物

■ 催眠药：如艾司唑仑、唑吡坦，须在睡前服用。

■ 抗哮喘药：如茶碱缓释片、孟鲁司特钠等，由于哮喘患者容易在夜间或凌晨发病，故多在睡前30分钟服用，疗效较好，亦可起到预防作用。

■ 抗过敏药：如氯苯那敏、西替利嗪等，由于可以引起嗜睡的不良反应，应在睡前服用。

如何正确安排用药间隔

▶▶ 用药间隔的定义

我们在药品处方中总是可以看到“tid”“q8h”等。那么，二者说的到底是不是一回事呢？通常来讲，“tid”强调一天中的用药次数，“q8h”则强调给药时间间隔。但严格来说，“tid”也是每8小时服药1次，将一天24小时平均三等分，与“q8h”意义相近。医嘱处方中的缩写还有很多，药师在这里整理了常用的医嘱处方缩写，帮助大家正确理解药品的使用方法（表1.4）。

表1.4 常用的医嘱处方缩写及解释

缩写	解释	缩写	解释
qd	每日1次	bid	每日2次
tid	每日3次	qid	每日4次
qn	每晚1次	qod	隔日1次
q4h	每4小时1次	q6h	每6小时1次
q8h	每8小时1次	q12h	每12小时1次
h.s	睡前	st	立即
a.c	餐前	p.c	餐后

用药间隔的建议

用药间隔的确定是根据药效学和药动学特点设定的。尤其对于孩子来说，相对稳定的血药浓度是药物使用安全有效的关键。在给孩子服药时，如何选择给药时间，才能做到既保证给药间隔的规范性，又不影响孩子的作息呢？下面我们以“tid”为例，说说如何选择合理的给药时间。

“tid”，即一日3次，我们可以将一天24小时平均分成3段，每8小时服用1次。例如，第一次给药选在早晨6点左右，按照8小时的时间间隔，第二次给药和第三次给药分别是在14点和22点。但是，在实际生活中，这样的给药方式可能会影响患儿的生活作息，反而不利于病情的恢复，所以给药间隔可以进行适当的调整，夜间可适当延长。当然，开始给药时间及具体给药间隔还是要根据药物的特性、患儿的病情、孩子的生理作息等进行调整。

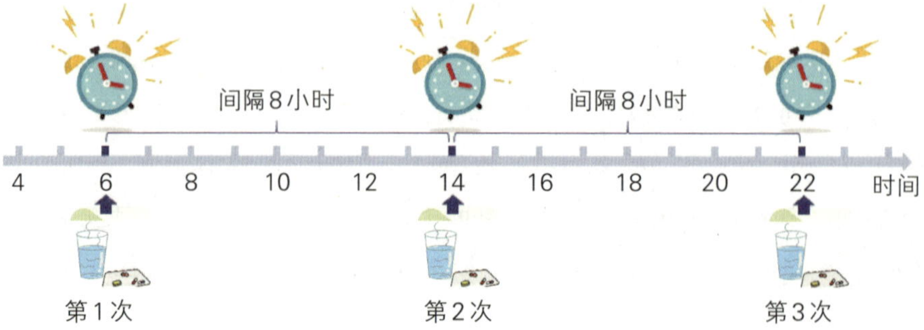

如何正确安排用药顺序

疾病、药物不同，用药顺序也不尽相同。下面药师为您介绍几种常见场景下药物的使用顺序。

多种眼药联用

一般滴眼剂按照先溶液型、后混悬型的顺序使用，若需合并使用眼膏剂，先用滴眼剂后用眼膏剂，每种眼药至少间隔5分钟。混悬型滴眼剂使用前应摇匀，如氟米龙滴眼液。

药师提示 双眼均需要用药的患儿，为避免交叉感染，应遵循“先健眼，后患眼；先轻眼，后重眼”的用药原则。

幽门螺杆菌根除治疗

在幽门螺杆菌感染的治疗中，有时会用到三联或四联的给药方案，也就是说，患儿家长可能会在药房取到3~4种药物。建议铋剂（胶体果胶铋、枸橼酸铋钾颗粒等）于餐前1小时服用，抑酸剂（奥美拉唑肠溶片等）于餐前30分钟服用，抗菌药（阿莫西林、克拉霉素、甲硝唑、替硝唑等）于餐后30分钟服用。

雾化吸入治疗

有不少做家庭雾化的小朋友会用到多种雾化吸入药物，家长不免会有些疑问：这些药物能混合到一起用吗？如果不能，先用哪个、后用哪个呢？

常用的雾化吸入药物主要有3类，如表1.5所示。这几类药物可以按照支气管扩张剂、抗炎药物、黏痰溶解剂的顺序使用，每类之间间隔几分钟。先使用支气管扩张剂扩张气道，迅速解除支气管痉挛，再使用抗炎药物减轻黏膜水肿，最后使用黏痰溶解剂降低痰液黏滞性，使之液化，易于咳出。当然，每类药物的使用顺序并非绝对如此，还应根据病情变化遵医嘱及时调整。

表 1.5　常用的雾化吸入药物

药物种类	代表药物
支气管扩张剂	吸入用异丙托溴铵溶液；硫酸特布他林雾化液；吸入用硫酸沙丁胺醇溶液；吸入用复方异丙托溴铵溶液
抗炎药物	吸入用布地奈德混悬液；吸入用丙酸倍氯米松混悬液；丙酸氟替卡松雾化吸入用混悬液
黏痰溶解剂	吸入用乙酰半胱氨酸溶液；吸入用盐酸氨溴索溶液

另外，有些家长会把两种药物混合到一起给孩子做雾化。需要注意的是，两种药物混合到一起存在药物稳定性及相容性的问题。有些药物可以混合到一起，但需即刻使用（见表1.6中标注C的药物），有些则不要混合到一起使用（见表1.6中标注NI的药物）。

表 1.6　雾化吸入药物可否混合使用

	沙丁胺醇	异丙托溴铵	布地奈德	乙酰半胱氨酸	盐酸氨溴索
沙丁胺醇		C	C	C	C
异丙托溴铵	C		C	C	C
布地奈德	C	C		C	NI
乙酰半胱氨酸	C	C	C		NI
盐酸氨溴索	C	C	NI	NI	

最后，药师提醒您：用药前，应仔细阅读药品说明书，合理安排用药时间、间隔及顺序；药盒上标明服药的时间、用法用量；利用闹钟等小工具提醒用药。

多喝水还是少喝水？喝凉水还是热水？服药与饮水的关系您了解吗？

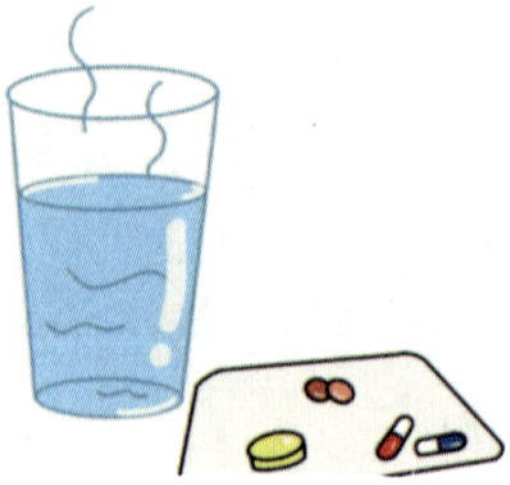

给孩子喂药的流程往往是这样的：家长将药粉放到勺子上，加入适量水，用筷子稍加搅拌，灌进口中，再喂些水，心想：大功告成。爱喝水的孩

子会再多喝些水，不爱喝水的孩子就不喝了。那么，家长们在给孩子喂药时，是用凉水还是温水？用多少水？服药后孩子还需要喝水吗？

问题1：多喝水还是少喝水？

大多数情况下，服药应适量喝水。水可促进药片在胃内快速溶解，加速胃的排空速度，有利于药物吸收。服药时多饮水，不但可以帮助药物顺利通过咽喉部位而下咽，还可以起到润滑作用，保护食管黏膜。

有些药物需要多喝水，若喝水不足则会增加药物的不良反应，甚至对身体造成伤害，如服用蛋白酶抑制剂时，需保证一日饮水量在2000mL以上，否则容易生成结石。氯化钾、泼尼松等对食管黏膜刺激性较强，须立即用水送服；解热镇痛药，如布洛芬、对乙酰氨基酚等，服用期间须补充水分，以减少发热失水造成的水电解质失衡。但也有少部分药物则要少饮水。例如，某些治疗胃病的药物，喝水太多会破坏其在胃中形成的保护膜。还有些药物不饮水才能更好地发挥药效。例如，服用口崩片后，药物未完全分解前不要喝水。口含片含服后30分钟内尽量不要喝水。止咳糖浆服用后至少5分钟内不要喝水。因此，喝药时的喝水量也要因药而异（表1.7和表1.8）。

表1.7 服用后宜立即喝水或服用期间需要大量喝水的药物

药物种类	代表药物
平喘药	茶碱、氨茶碱、二羟丙茶碱
利胆药	熊去氧胆酸、苯丙醇、曲匹布通
蛋白酶抑制剂	利托那韦、洛匹那韦、茚地那韦
双膦酸盐	阿伦膦酸钠、帕屈膦酸钠、氯屈膦酸钠
抗痛风药	苯溴马隆、丙磺舒、别嘌醇
抗尿结石药	双氯芬酸钠栓、尿石通丸
电解质	口服补液盐
磺胺类药物	磺胺甲噁唑、磺胺多辛、磺胺嘧啶

表 1.8 服用时限制喝水的药物

药物种类	代表药物
胃黏膜保护药	氢氧化铝凝胶、硫糖铝、枸橼酸铋钾
止泻药	蒙脱石散
止咳药	急支糖浆、复方甘草合剂、蜜炼川贝枇杷膏
苦味健脾药	复方龙胆酊、小剂量的大黄
抗利尿药	升压素、去氨升压素
口崩片	硝酸甘油、苯甲酸利扎曲普坦
口含片	西吡氯铵含片、银黄含片
含漱剂	复方氯己定含漱液、三氯新含漱液

问题2:凉水还是热水?

喝药时,选择孩子平常习惯喝水的水温就很好,一般适宜的水温为40~50℃。需要注意的是,以下这些药物不宜用热水送服。

■ 含消化酶的助消化药:胃蛋白酶、胰蛋白酶、淀粉酶、多酶片、乳酶生等,受热后失去作用,达不到助消化的目的。

■ 含活性菌类药:如双歧杆菌四联活菌片等,遇热后活性菌被破坏,一般选用低于40℃的温开水或凉水(25℃左右)送服。

■ 维生素类:维生素C、维生素B等性质不稳定,遇热后易被破坏而失去药效。

■ 含挥发性有效成分的中药:金银花、柴胡、荆芥、藿香、薄荷等建议冲服时水温不超过60℃。

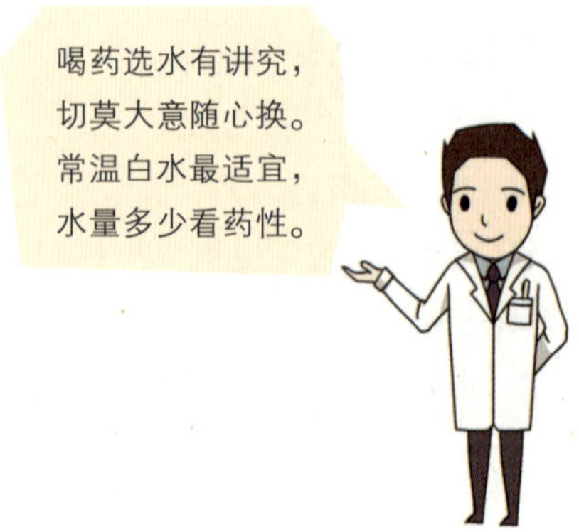
喝药选水有讲究,
切莫大意随心换。
常温白水最适宜,
水量多少看药性。

喂药太难了，可以“加料”吗？

用水送服药物看似一个微不足道的环节，但在家长们的眼里却是一个不小的难题。

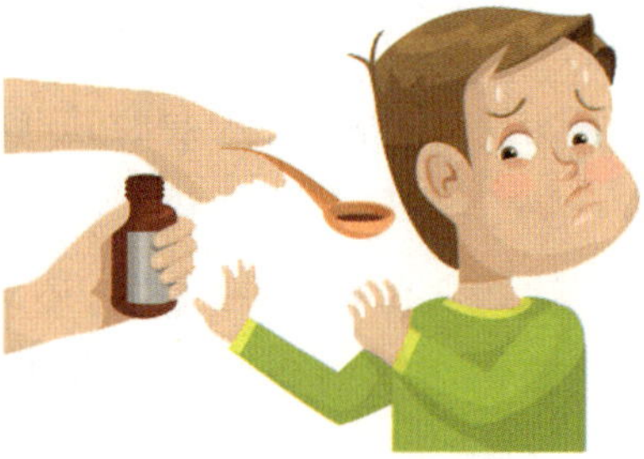

我们先在浏览器中搜索“如何给孩子喂药”，接下来看看广大网友是怎么支招儿的……

网友1：可以给孩子多喂点水，这样不就没那么苦了嘛。
网友2：喂完药后给个糖果吃不就好了嘛。
网友3：直接用果汁、牛奶喂药多好，孩子们都愿意喝。
网友4：喝完药用茶水漱漱口不就好了嘛。

这些妙招儿确实可以让孩子成功地把药喝进肚子，但是千辛万苦喂进肚子的药真的可以起到治病效果吗？下面让我们通过以下两个问题来看一看这样的服药方式到底会不会影响药效。

问题1：孩子喝药，可以用水的替代品送服吗？

我们喝药一般选用的就是普通饮用水，那么，矿泉水、茶水、果汁、牛奶这些“好喝的水”能否作为替代品呢？

▶▶ 矿泉水

矿泉水是弱碱性的，会增加强心苷类药物的毒性，引发黄视等中毒症状，还可能与酸性药物发生反应形成沉淀，从而影响药效。此外，矿泉水中含有丰富的钙、镁离子，容易结合四环素类抗菌药。

▶▶ 茶水

茶水中含有大量的鞣酸、咖啡因、儿茶酚、茶碱等物质，会降低钙制剂、酶制剂、四环素类抗菌药、大环内酯类抗菌药、生物碱类、催眠药、抗结核药等药物的疗效，还能促进维生素C在体内的吸收和积累。

▶▶ 果汁

果汁含有维生素C和果酸。非甾体抗炎药与果汁同服可能加剧其对胃肠道的刺激，严重者会导致胃黏膜出血，甚至胃穿孔。红霉素、氯霉素等抗菌药与果汁同服可能会导致其毒性的增加和疗效的降低。

▶▶ 牛奶

牛奶含有丰富的蛋白质，还含有大量的钙、铁离子，不可与抗菌药、氨茶碱类药物、抗过敏药、止泻药等药物同服。

具体有哪些药物不能与矿泉水、茶水、果汁、牛奶同服呢？请看表1.9。

表1.9 不宜与矿泉水、茶水、果汁、牛奶同服的药物

水成分	不宜同服药物	
	药物种类	代表药物
矿泉水	四环素类抗菌药	金霉素、土霉素、多西环素
	强心苷类药物	洋地黄
	酸性中药	乌梅、五味子、山楂
茶水	钙制剂	乳酸钙、葡萄糖酸钙
	酶制剂	胃蛋白酶、胰酶
	大环内酯类抗菌药	罗红霉素、阿奇霉素
	生物碱类	麻黄碱、阿托品
	催眠药	地西泮、水合氯醛
	抗结核药	利福平
果汁	非甾体类解热镇痛药	阿司匹林、双氯芬酸、布洛芬
	抗菌药	红霉素、氯霉素
牛奶	抗菌药	四环素
	氨茶碱类药物	氨茶碱
	抗过敏药	氯苯那敏、氯雷他定
	止泻药	蒙脱石散

问题2：孩子服用中药汤剂能加糖吗？

在孩子服用中药汤剂时，家长常因药味苦、难以下咽而给宝宝加糖。中

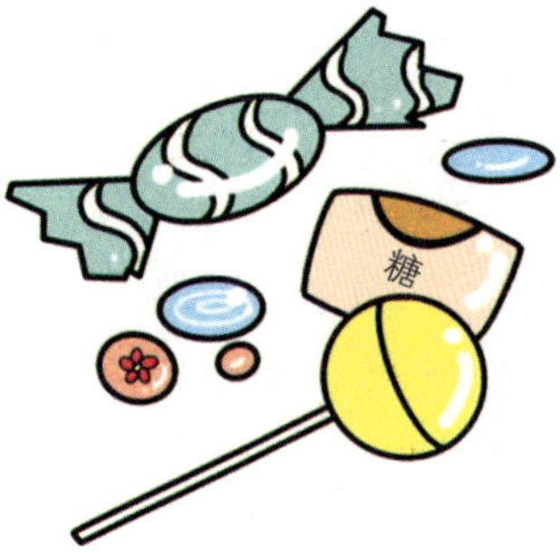

药师们时常会被问及“服用中药能否加糖”的问题。

其实，大部分中药汤剂加糖是没问题的，因为糖实际上也是一味中药，早在汉代张仲景《伤寒杂病论》的小建中汤里，就有“饴糖”这味中药。民间流传的药方中，用白糖煮茶水用以祛火；用红糖煮生姜、葱头用以祛寒、治疗感冒等。

但是有些中药汤剂确实不适宜加糖服用，因为加糖后虽然口感上不苦了，药效却降低了，不利于患儿的康复。还要提醒各位家长朋友的是，多食糖会助热，若孩子具有腹胀中满、湿热内停、痰积聚在体内、舌苔厚腻等情况，则严禁加糖。有家长也许会说，那给孩子加点儿蜂蜜总可以吧。殊不知，蜂蜜中的多种微量元素有可能改变药效。因此，服用中药汤剂时是否可以加糖，要在服用前咨询中医师或药师。

最后，药师来介绍几种服药“忘”苦的小妙招儿。一是留心含、咽药物的部位。人的苦味感受器主要集中在舌头的后半部，尤其是舌根。因此，一是最好用汤匙直接将药液送至患儿口腔内顺势咽下。二是服用苦味药物时宜快不宜慢，药液在口中停留的时间越短，感受到的苦味越少。三是服药后可立即用凉水帮患儿漱口，然后喝适量温开水冲淡口中苦味。

舌的味觉感受器

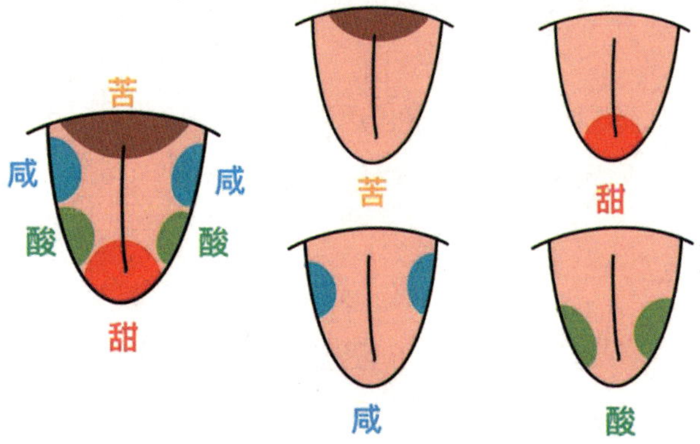

“宝宝喂药难”怎么解决？

相信给宝宝喂药是大多数家长的一大难题，通常需要宝爸宝妈一齐“作战”，绞尽脑汁，动用十八般武艺，最后——药洒了。其实，只要把握几个基本原则，掌握正确的方法，给宝宝喂药就不再那么困难了。

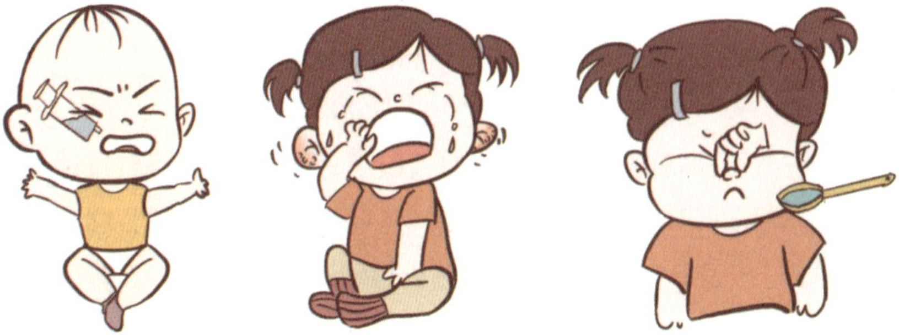

给宝宝喂药要避免以下误区

▶▶ 强行喂药

给宝宝喂药时，宝宝往往不肯合作，有些急脾气的家长会采取捏鼻子、拎耳朵、逗宝宝笑等方式强行灌药。这些方法可能造成呛咳，甚至窒息等严重后果，是万万要不得的。

▶▶ 熟睡时喂药

有些家长认为，宝宝熟睡时是喂药的大好时机，这个想法是错误的。小儿的咽喉较狭窄，若突然刺激，极易引起喉痉挛而导致窒息。

▶▶ 果汁送服

为了让宝宝乖乖吃药，有些家长用果汁代替温开水送服药物。其实，果汁中含有酸性物质，可能会造成药物分解，影响吸收。

选择味道较好的药物

家长在给宝宝选择药物时，应尽量选择同类药物中味道较好的（表1.10）。

表 1.10 药物类型及常见口味

药物类型	药物通用名	常见口味
感冒药	小儿氨酚烷胺颗粒	水果味,味甜
	美敏伪麻口服溶液	水果味
	小儿氨酚黄那敏颗粒	微甜
	感冒灵颗粒	味甜微苦
退热药	对乙酰氨基酚混悬液	水果味
	布洛芬混悬液	水果味
	尼美舒利颗粒	味甜
化痰药	盐酸氨溴索口服溶液	味甜
	肺力咳合剂	味甜微苦
	小儿咳喘灵颗粒	味甜微苦
消化系统疾病用药	乳酸菌素颗粒	味酸
	双歧杆菌三联活菌散	味甜
	蒙脱石散	有点奶茶味

使用合适的喂药工具

采用合适的喂药工具可以事半功倍:如果是液体或可溶解的药物(颗粒剂),可以选择专用的药勺、滴管或针筒喂药器,药物不经过舌头,宝宝会更易接受;如果是分散片,可以选择吞服或溶于水中服用。

采取正确的喂药姿势和方法

▶▶ 新生儿

喂药前,可先喂几口奶,再喂点儿药,反复这样做,直至将药喂完。然后将宝宝竖着抱起轻拍背部,以防反胃呕吐。但应注意,喂药之前不应喂饱奶,以免喂饱后宝宝拒绝服药。也不可将药和乳汁混在一起喂,因为两者混合后可能出现凝结现象或降低药物疗效。

▶▶ 婴幼儿

家长可将宝宝抱起,让其半躺在自己身上,将宝宝头抬高,颈部垫上小毛巾,固定手足,用小匙紧贴其嘴角慢慢喂下。如宝宝不肯咽下,可用两手指轻轻捏其双颊使之咽下。服药后，喂少量温开水，将宝宝竖直抱起，轻叩背部。

3岁以上儿童

应采取劝说、诱导的方式让其自己服药。如喂药前采取鼓励性的语言，态度温和且耐心地和宝宝交流。等喝完后，再次鼓励宝宝，可适当予以奖励。

掌握补服小知识

如果宝宝服药一会儿后又吐了出来，家长要根据宝宝的服药时间来确定是否需要再补服一次。

1. 如果宝宝在服药后15分钟内呕吐，此时药物尚未在胃肠道内完全溶解吸收，而常用的药物安全剂量范围比较大，通常为中等剂量，而且是分次吃，所以补喂一次也不会超过一天的安全剂量。

2. 如果宝宝服药超过15分钟，那就需要根据宝宝呕吐物的多少和吐出来药物的性状来判断该给宝宝补喂多少剂量的药物。具体情况还需要咨询医生再做决定。

3. 服药1小时后，此时大部分药物已经被胃肠道吸收，基本上不用考虑补服了。

需要注意的是，退热药对乙酰氨基酚的安全剂量范围比较小，如果补喂，可能会造成药物过量，因此不建议补服；布洛芬安全剂量范围较大，补喂通常不会造成药物过量，但也要在医生的指导下补喂。

“打不开”的药瓶

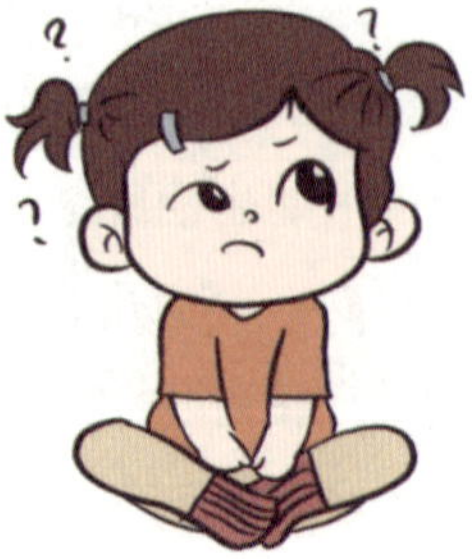

您是否有过这种经历：心急如焚地抱着宝宝去看病，好不容易取到药之后，想要赶紧给宝宝吃药缓解病情的时候，却发现无论怎样旋转药瓶的瓶盖，瓶盖都只会咯咯响地打转，就是拧不开。“怎么回事？

药瓶是坏的吧？”

“安全锁”瓶盖

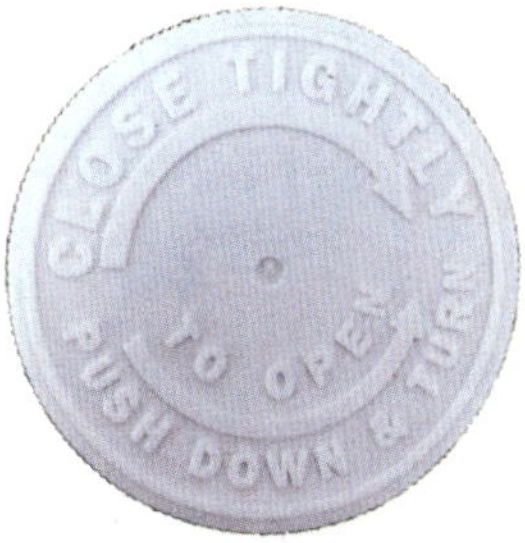

别着急，让药师来帮您答疑解惑吧。

这种药瓶的瓶口和其他瓶子无异，奥秘就在于瓶盖。这种瓶盖上面通常印着英文字母——PUSH DOWN & TURN（按压，旋转），逆时针箭头印着TO OPEN（开），顺时针箭头印着CLOSE TIGHTLY（关）。

现在很多儿童常用的退热药、咳嗽药都是这种瓶盖。这种瓶盖其实是一种防止儿童自行打开后误服药品的“安全锁”，是一种儿童很难自己打开、成人却可以轻松打开的药品包装。瓶盖采用双层结构，内盖与瓶口螺纹连接，外盖与内盖相连接。需要用外力压迫外盖转动才能打开。瓶盖结构简单、使用方便，可以有效防止儿童随意打开，有效避免出现儿童误服药品和药品被污染的情况。

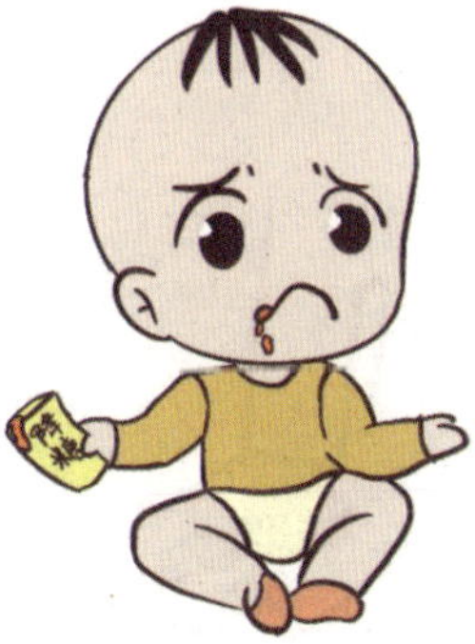

据世界卫生组织报道，近90.0%对儿童造成的伤害为非故意性或“事故性”事件。全球儿童安全组织发布的《2015儿童用药安全报告》显示，药物中毒是儿童中毒的首要原因，平均每3例就诊的中毒儿童中有2例是药物中毒；儿童自己误服药物是儿童药物中毒的首要原因。误服药物的高发年龄段与儿童的发育特点相关，误服药物的情况在1～4岁的儿童中较为高发，主要与儿童好动、好奇、爱模仿、不易专注等行为特点有关。这些行为特点导致危险可能性的存在。

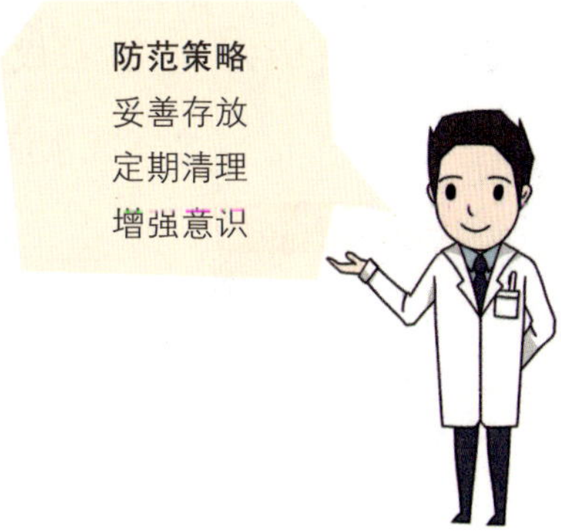

值得注意的是，儿童具有很强的模仿能力。一旦观察到成人如何打开瓶盖，儿童也可能很快学会先把瓶盖往下压、再旋转的方法，从而打开具有防打开设计的瓶盖。所以，不能因为瓶盖具有合格的防打开设计，家长就可以高枕无忧了。对于年龄较大的儿童，可以对其进行适当的用药安全常识教育，提高儿童对药品的辨识能力。

儿童口服药物，如何进行科学“分割”？

服用药物的多少是儿童用药的关键，尤其是0~12个月大的宝宝比较脆弱，把握服药剂量对于他们来说更是重中之重。

作为儿科药师，我们经常遇到家长在窗口询问用药标签上的“1/2片”“1/4片”到底是多少量和应该怎样吃等问题。儿童受年龄、体重等多方面因素的影响，其口服药物的单次使用剂量常常小于药品的最小包装，因此，会出现很多非整数的用药剂量。为了孩子用药的安全性和有效性，家长们需要准确理解医嘱上的药品使用剂量，并做好口服药物使用剂量的拆分。我们应该怎样进行操作呢？

口服片剂

对于有划痕片剂，可以使用药片切割器、干净的剪刀或刀片，对药片进行分剂量，这可以大大提高剂量分割的准确性。

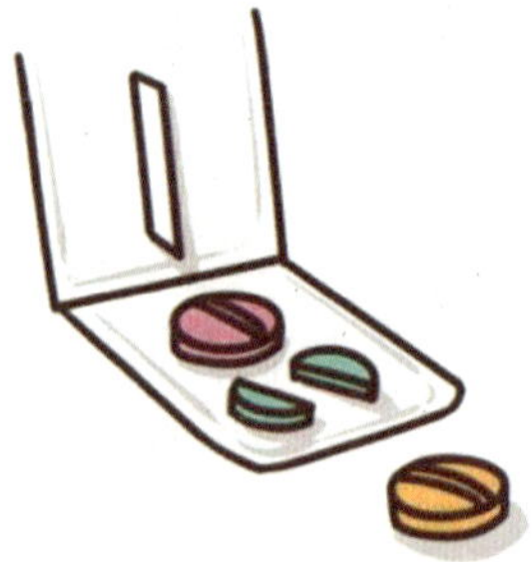

对于无划痕片剂，可以先将药片捣碎成粉末状，然后将粉末堆成均匀的圆形、矩形或其他形状（厚度越一致越好），用干净的刀片或其他工具利用目测法将药品进行等分（1/2或0.5片，分成2份即可；1/4或0.25片分成4份即可，依次类推）。

无划痕片剂的服用方法

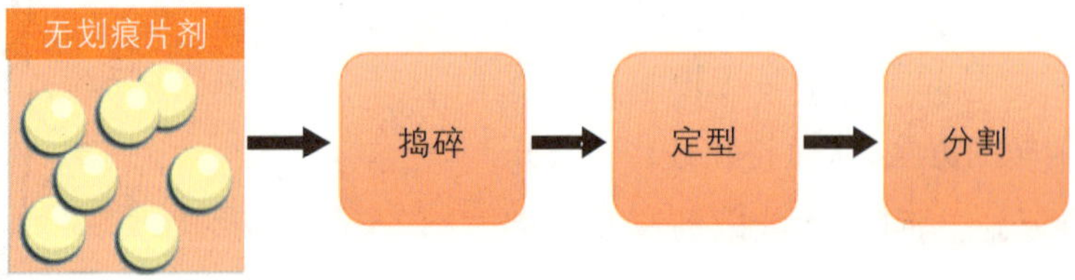

口服散剂、颗粒剂

对于散剂和颗粒剂，其本身就是细小的颗粒，因此，可以参考无划痕片剂的分割方法对其进行拆分。

口服溶液剂

对于口服溶液剂，我们建议家长准备干净的小量杯或小型滴管。服用较大量的溶液剂时，可以将小量杯置于水平桌面上，然后将溶液剂倒入量杯，液面达适宜的刻度线处；若宝宝服用的剂量较小（如1.25mL），此时用小量杯难以精确地量出溶液剂的体积，我们可以选用小型滴管，于药液中吸取所需的药量。

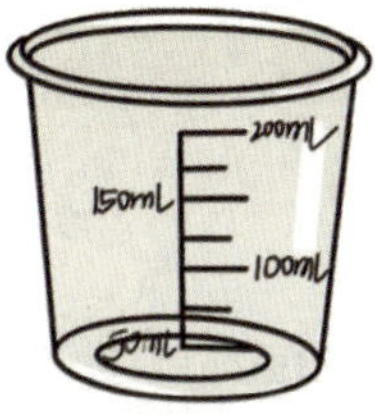

量取药物的小量杯

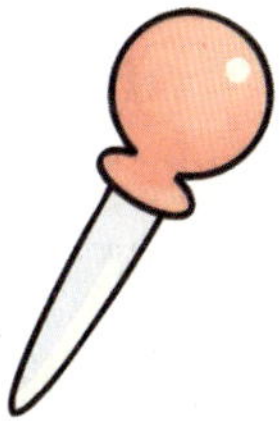

吸管

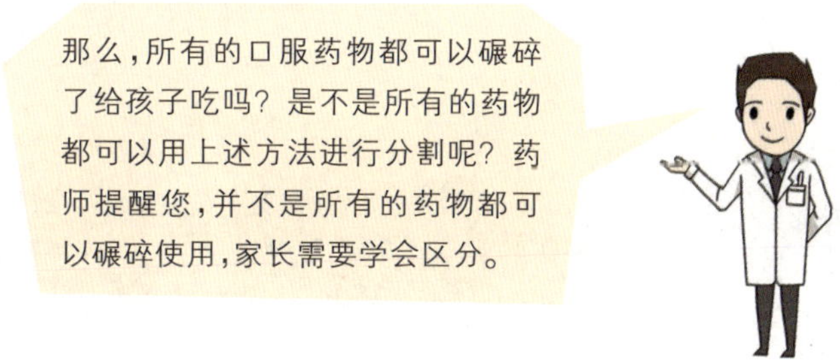

从药品成分而言，复方制剂及治疗窗窄的药物不适宜分剂量使用。

▶▶ 复方制剂

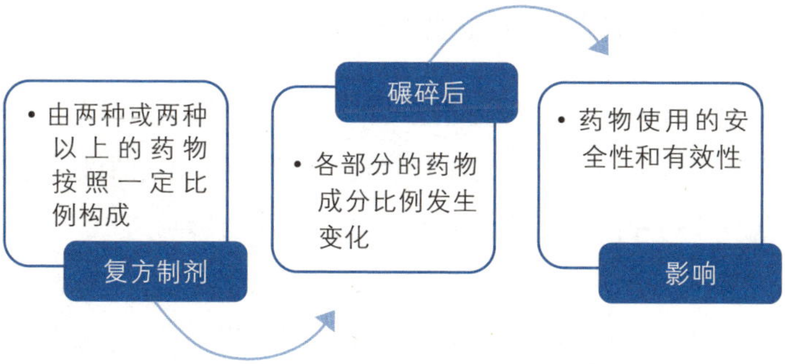

治疗窗窄的药物

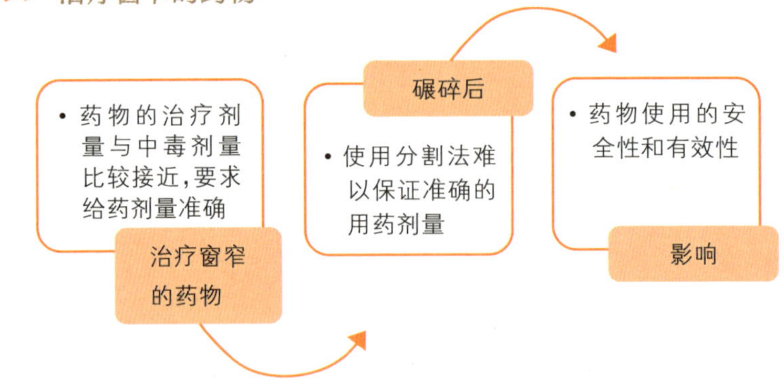

从制剂类型来看，肠溶制剂、缓控释制剂等不适宜进行分割。

肠溶制剂

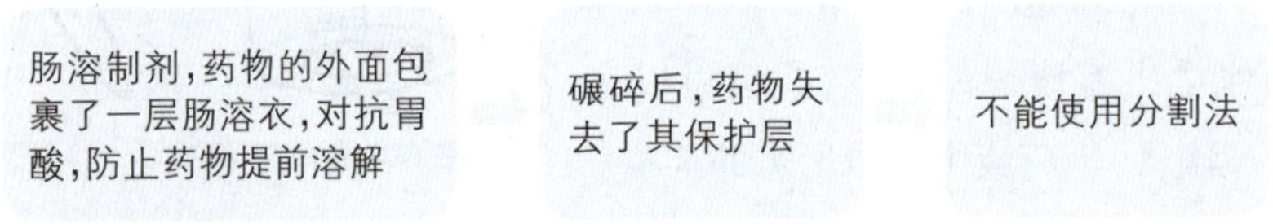

缓释制剂

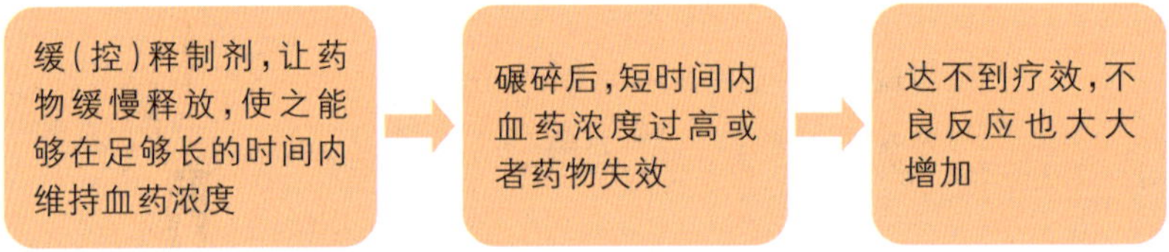

正确识别药物、确定药物能否碾碎及对药物进行准确分割，是个专业性很强的工作，所以在这个问题上，家长们不要随意尝试，还是要遵医嘱哦！

哪些药片不可以掰开服用？

“药片太大，能掰开、碾碎再给孩子吃吗？”很多患者在用药时会有这样的疑惑，这在儿科用药中尤为常见。然而，把药片掰开吃的做法存在一定的风险，随意掰开药片或改变药物的使用方式可能会影响药物的释放速度，顷刻间释放大量药物，致使毒性反应增加，影响治疗效果。

那么，如何判断药片能不能掰开服用呢？下面让药师为您介绍一下。

看说明书

如果说明书中有“半片”的用法，则说明可以掰开服用；如果说明书中有“整粒吞服”“不可掰开或碾碎”等说明，则不能掰开服用。

看药片

观察药片上面是否有刻痕。一般来说，刻痕就是为了方便分割药片而设计的。但要注意，有些片剂具有刻痕也不代表一定能分割使用，在临床使用前应仔细阅读说明书，明确药品是否可以分割。

看药物的剂型和性质

普通片无特殊结构，整片和半片的溶解吸收速度基本相同，因此可以掰开吃。而肠溶制剂和缓(控)释制剂等特殊剂型则一般不可掰开服用。以下特殊剂型药物使用时应格外注意。

▶▶ 泡腾片

泡腾片利用有机酸和碱式碳酸(氢)盐反应做泡腾崩解剂，置入水中后即刻发生泡腾反应，生成并释放大量的二氧化碳气体，状如液体沸腾，故名泡腾片。泡腾片的正确服用方法：取半杯凉开水或温开水(100~150mL)，将一次用量的药片投入杯子，等气泡完全消失、药物全部溶化后，再摇匀服下。

▶▶ 缓(控)释制剂

缓释制剂指用药后能在长时间内持续释放药物以达到长效作用的制剂。控释制剂指药物能在预定的时间内自动以预定的速度释放，使血药浓度长时间恒定维持在有效浓度范围之内的制剂。缓(控)释制剂一般应整片吞服。临床使用过程中要避免将片剂掰断或将胶囊拆分使用。

▶▶ 肠溶片

肠溶片指在胃液中不崩解而在肠液中能够崩解和吸收的一种片剂，它通常是在普通片剂外面包裹一层肠溶包衣。在使用肠溶片时，不可将药片掰开、嚼碎或研成粉末服用，应整片吞服。

▶▶ 咀嚼片

咀嚼片指于口腔中咀嚼后吞服的片剂。其经嚼碎表面积增大，可促进药物在体内的溶解和吸收。对于难崩解的药物，制成咀嚼片可加速其崩解，提高药效。如果咀嚼片直接吞服，或简单嚼两口就用水冲服下去，这样虽然不会增加药物的不良反应，但会延长药物产生药效的时间，不利于药效的充分发挥。

药师提示

药品能否掰开使用一定要遵医嘱及药嘱，万不可擅自决定。当忘记用药提示和医嘱时，一定要仔细研读药品说明书。药品能否“掰开”与能否“碾碎”“咀嚼”不同，遇到具体问题时应具体分析。

服用中药，辨证论“忌”——孩子吃药需要“忌口”吗？

俗话说“吃药不忌嘴，跑断医生腿”，这充分说明了在生病服药期间忌口的重要性。在门诊中药房的取药窗口，也经常有家长咨询忌口的问题，下面就由中药师来为您详细解答。

不少中医文献中都有关于忌口的记载：东汉时期，中医名家张仲景有关于各种食物禁忌的论述：“所食之味，有与病相宜，有与身为害，若得宜则益

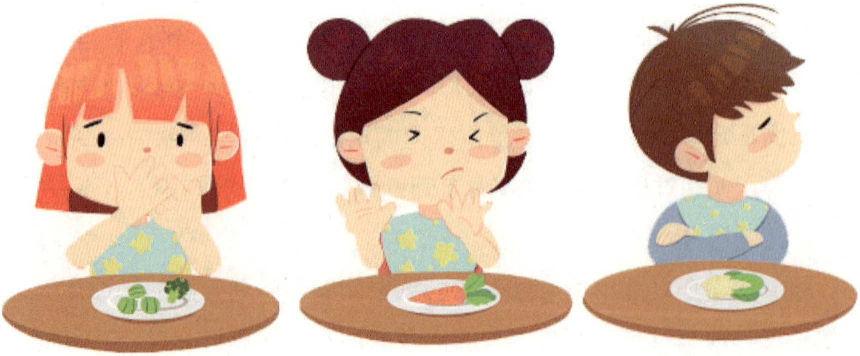

体，害则成疾，以此致危，例皆难疗。”忌口是中医临床特点之一，其思想理论基础包括中医阴阳五行学说、食物性能学说、天人合一的整体观等，目的是避开药物和食物之间的相互作用，保证中药的药效得到充分发挥。

中医治病的特点是“辨证论治”，中药忌口同样依据中医辨证理论，强调辨证论“忌”。中医认为，不同疾病的性质不同，因此，忌口也有区别，应遵循因人而异、因病而异、因药而异的原则。

在孩子生病服用中药期间，药师建议饮食清淡，不宜食用生冷、油腻、气味腥臭、辛辣刺激等食物，除此之外，忌口的食物还因孩子的个人体质、所患疾病、疾病证型、所用药物等有所差异。

不同疾病

呼吸系统疾病

孩子患有常见的呼吸系统疾病时，应以清淡饮食为主。如有咳嗽、咽炎等症状时，要忌食辣椒、油炸食物等对咽喉有较大刺激性的食物，以免加重病情；如果孩子咳嗽痰多，则应少吃鱼、羊、牛、鸡肉等温热肉类，此外，还要忌食糖、蜜饯、巧克力等甜食以避免助痰；若孩子患有过敏性哮喘，就需要避免进食会引起过敏的食物，如高蛋白质食物（蛋、奶、鱼、虾、蟹等）。

消化系统疾病

孩子患有胃肠道疾病时，应以易消化的食物为主。因脾胃虚弱所致的厌食、腹泻等证，服用补益类中药时，应忌食生冷、油腻、黏滑等不易消化和刺激胃肠道的食物，如冷饮冷食、绿豆、西瓜及油炸食物；孩子若有食积、便秘等实证，多与湿、痰、热相关，应忌食热性食物，如葱、蒜、辣椒等辛辣刺激食物和鱼、羊肉等温补肉类；孩子腹胀若由气滞引起时，则不宜食用白薯。

皮肤病

痈疡疮毒、皮肤疾患忌食鱼、虾、鹅肉及辛辣刺激之品；小儿出疹未透时，不宜食用生冷、油腻、酸涩的食物；过敏性皮炎患儿应少吃“发食”，如鸡、羊、鱼、虾、蟹、猪头肉等。

不同中药

根据中医“热者寒之，寒者热之”的治疗原则，热性的疾病多用寒凉的药物，寒性的疾病多用温热的药物。

1 服用寒凉中药时，应忌食辛辣、油腻、煎炸等热性食物，如羊肉、黄鳝、辣椒、葱、姜、蒜、荔枝、桂圆、橘子等。

2 服用温热中药时，应忌食生冷食物、清凉饮料等寒性饮食，如鸭、藕、芦笋、绿豆、西瓜、梨等。

“忌口”不是绝对化的，服用中药期间的忌口问题应以辨证为基础，因人、因病、因药而异，对一般患儿，特别是对慢性病患儿来说，若长时间“忌口”，禁食的种类过多，则不能保证孩子所需营养的摄入，不利于健康的恢复。药师建议在医生和药师的指导下科学忌口，既能保证中药药效的发挥，又能避免孩子营养的缺乏，事半功倍。

哪些药使用后让人“见不得光”？

如果发现孩子在服药后出现皮肤发红、发痒的情况，家长的第一反应一定是纳闷和焦急，认为是药物质量出现了问题，或者认为孩子对药物过敏了。其实，这可能是孩子服用了某些具有光敏反应的药物且没有避免日光照射导致的。

药物的光敏反应是指在服用或局部使用某些药物后暴露于日光而产生的不良反应，如皮肤出现红斑、水肿，同时伴有瘙痒、灼痛或出现色素沉着（皮肤颜色变深），较严重者可能出现水疱，破溃后可形成糜烂或溃疡。一般将使用后产生上述现象的一类药物称为光敏药物。那么，常见的光敏药物有哪些呢？

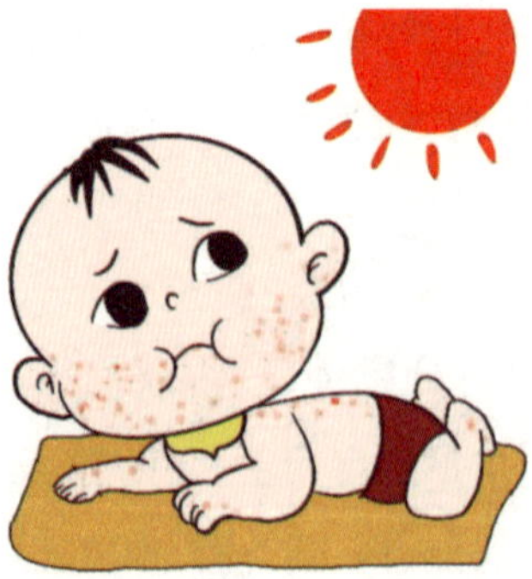

抗菌药

- **喹诺酮类:**诺氟沙星、左氧氟沙星、环丙沙星、司帕沙星等。
- **四环素类:**米诺环素、多西环素等。
- **磺胺类:**复方磺胺甲噁唑(复方新诺明)等。
- **抗真菌药:**伏立康唑、灰黄霉素、特比萘芬等。
- **其他抗菌药:**氯霉素、庆大霉素等。

心血管药

胺碘酮、奎尼丁、硝苯地平、地尔硫䓬等。

非甾体抗炎药

吡罗昔康、塞来昔布等。

利尿剂

氢氯噻嗪、呋塞米、氨苯蝶啶等。

抗肿瘤药

甲氨蝶呤、长春新碱、氟尿嘧啶、柔红霉素等。

药师温馨提示

1 家长在给孩子喂药前,须仔细阅读药品说明书,若注明该药可导致光敏反应,要密切注意孩子服药后的情况。

2 由于药物在体内代谢和排出需要一定时间,在使用光敏性药物期间及停药后5天内,应尽量避免让儿童过度接触阳光或紫外线。外出时要注意对孩子的皮肤做一些防护措施,如撑遮阳伞、戴宽檐帽或穿长袖衣服等。

3 调整孩子的喂药时间,如有些光敏药物可以调整到晚上睡前服用。这样可以避免日光照射,从而减少光敏反应的发生。

4 如果孩子在用药后出现光敏反应,应立即停止使用光敏药物,并及时去医院就诊,不要自作主张乱用药,以免延误病情。

5 若孩子已经发生光敏反应,在光敏症状未消失前及症状消失后5日内,仍然要避免让宝宝接触日光或紫外线。

6 除了光敏药物,还有一些食物也可以导致光敏反应,如芹菜、香菜、油菜、茴香、莴苣、无花果等,它们能增强皮肤对紫外线的敏感性,增加过敏反应发生的风险。

■ 儿童常见的用药误区有哪些?

冬季是感冒发热的高发期,流感病毒在身边"疯狂试探",孩子们一不小心就中了招儿。

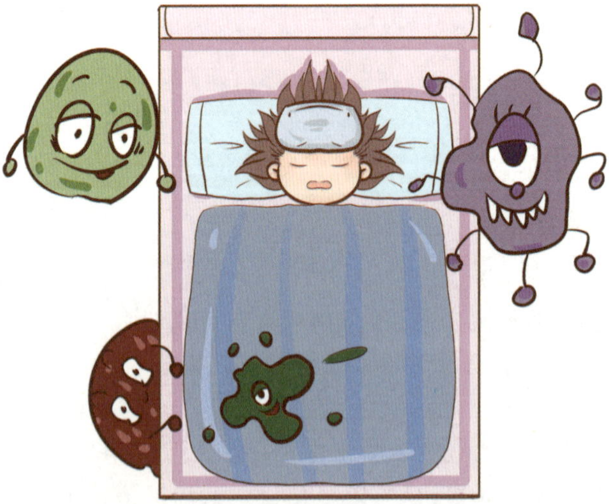

很多家庭常备感冒药,家长们容易陷入各种用药"深坑"。今天我们就来聊一聊儿童用药的那些"坑"。

药品保质期≠开封后的使用期

孩子发热是常见现象，因此，几乎家家都备有布洛芬混悬液，经常一次用不完，下次发热继续吃。殊不知，退热药一旦开封，保质期就会大大缩短。如果开封时间太久，不但药效下降，服用后还可能出现致命的危险。

防坑要点：擦亮双眼

每次吃药前先看保质期，如果已过期，千万不要服用。通常混悬液在室内常温下可保存2个月，若出现异臭、变色或振摇后不再成为均匀状态时不宜使用。

切忌病急乱投抗菌药

据调查，90%的感冒发热由病毒引起，少数由细菌引起。有些家长对抗菌药不甚了解，认为抗菌药等同于“消炎药”。实际上，抗菌药不能抗病毒，只能杀灭细菌，对病毒引发的炎症“无能为力”。

防坑要点：对症下药

抗菌药仅对细菌性感冒起作用，对其他感冒则“爱莫能助”。因此，家长们在不清楚感冒的性质时，千万不要盲目使用抗菌药，一定要在医生的指导下正确用药。

切忌“大药小用”

不少家长有疑问：孩子感冒发热，家里有成人用的感冒药，可以减半给孩子吃吗？殊不知，儿童的肝肾功能发育不全，服用成人药容易给他们的身体健康带来严重的损害。

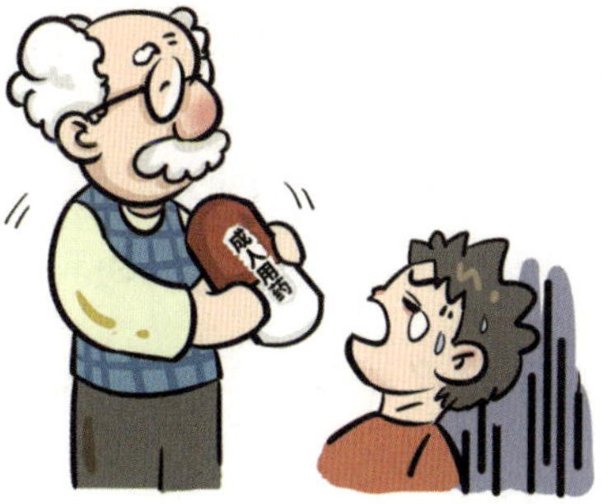

防坑要点:儿童要用儿童药

儿童不是成人的缩小版,将成人药剂量减半给儿童服用是不科学的,家长一定要选择儿童专用的感冒药。

不要"自由发挥"

不少家长发现孩子用药后效果不佳,便擅自加大药量,但是儿童脏器娇弱,加大药量很容易药物中毒。还有的家长发现孩子的初期症状有所缓解,就随意减少药量或停药,这些做法都是不可取的。

防坑要点:严遵医嘱

治疗小儿感冒需要一个过程,医嘱都是医生根据儿童的感冒症状制订的,家长应根据医嘱科学用药,不要"自由发挥",去调整药量和停药时间,以免影响孩子的病情恢复。

"火力全开"不可取

心急的家长在给孩子服用抗感冒药时,经常将感冒药、抗病毒药、抗菌药、退热药等轮番上阵,但药名不同≠成分不同,不同的药品可能含有相同的成分,如很多复方感冒药中含有对乙酰氨基酚,容易出现对乙酰氨基酚服用过量的危险情况。

防坑要点:细心研究药品成分

如果孩子同时使用多种抗感冒药或退热药,家长不仅要关心每种药品的剂量,更要关注每种药品中所含的有效成分,避免出现重复用药的情况。

吃药吐了要补服吗

最让家长头疼的莫过于喂孩子吃药了。儿童的配合意识差，加上药物的异味，常常因为反胃、呕吐等原因不能达到规定的剂量。那么，孩子吃药吐了会不会影响药效呢？需不需要补服呢？

防坑要点：随机应变

喂药后1小时以内将大量药物吐出，建议补服，若是由药物引起的，建议咨询药师或医生后选择合适的喂药方式。喂药1小时以后，大部分药物已经被肠道溶解并吸收了，无须补服。

儿童服中药的误区有哪些？

中药作为传统中医药文化的瑰宝，因其毒性反应小、不易产生抗药性、来源自然安全等特点，备受家长关注，作为儿童治疗首选。中药虽好，服用却难，一些不经意的“误区”常存在于使用过程中，您注意了吗？

误区1：中药味苦，加点蜜糖甜滋滋

几乎所有人都对喝药有抵触情绪，尤其是儿童。家长为了孩子能乖乖服药，往往会在中药中掺加些白糖、红糖、冰糖等调和药味。但殊不知，饴糖本就是一味药，糖的加入，可能会改变药物的性质，影响药物的疗效。如红糖性热，加到偏寒凉药剂中就会产生影响。

误区2：喂药困难，捏脸捏鼻强硬灌

各位家长可能都经历过这样的场景：孩子生病，平日的乖巧萌娃变身为“混世魔王”，拒绝服药，哭闹不已，结果常常是一家大人齐上阵，捏着鼻子把药一下灌下去。这样的办法虽简单粗暴、成功率高，但容易发生意外，引发孩子呛咳、呕吐等剧烈反应，使其情绪上更加抗拒。家长可用汤匙压舌，缓慢地将药物送下，或转移孩子的注意力，诱导其服药。

误区3：喝药拖延，边玩边喝多次服

孩子不愿喝药，但又不得不喝，就想到了一个办法——“拖”！拖拉，一杯药喝上一上午甚至一天，或者拖延，第一顿药拖到下一顿才喝。这样的做法是不可取的。根据血药浓度–时间曲线，正确的服药时间和服用次数才是保证药效的先决条件，能保证血液中药物浓度到达有效浓度，达到最大药效。“拖”的办法只会浪费药物，让孩子拖长病程，白白受罪。

误区4：怪味难忍，牛奶茶水伴药服

中药多为植物、动物、矿物等天然药材，部分药物伴有奇怪的味道，口感差，气味不佳。但须注意中药不要用牛奶、茶水等饮品送服。牛奶中丰富的蛋白质和茶水中的鞣酸类物质都会与药物成分结合，生成络合物。络合物不易被胃肠道吸收和排泄，儿童脾胃娇嫩，特别是在患有胃肠功能性疾病时，更会加重病情。

误区5：大便困难，通便中药随意用

儿童常会出现食积、便秘等情况，针对其年纪尚小、体质虚弱、发育不成熟等特点，应多选用作用温和的药物，日常多饮水、多运动，食用一些油脂性坚果，如松子仁，以达到润滑肠道、改善大便干燥的目的。应减少使用大黄、芒硝、巴豆等作用峻烈的药物，以防泻下太过，伤及脾胃，也不宜长时间频繁用药，以免产生依赖。

误区6：症状相似，他人处方我也用

互联网和社会的发展，让信息的来源更加多元化，人们的沟通也更加顺畅。孩子生病时，家长心急如焚，在就医的同时也会去网上咨询医生，加入各种“家长群”和大家交流，群策群力。需要注意的是，中医讲究辨证论治，不能只根据症状就直接用药，还应根据病情和个体差异区别用药，决定用药的品种、疗程等。直接使用他人的处方，可能会延误病情，适得其反。

误区7:成人中药,儿童生病也可用

儿童不是缩小版的成人,为其减量服用成人药物可能会给孩子带来不必要的危险和伤害。药物在体内主要通过肝、肾进行代谢和排泄,儿童的身体功能及器官尚未发育完全,过量的药物和过强的药效会给儿童的身体造成较大的负担,甚至产生毒性伤害。儿童应尽量选择儿童用药,如不能自行选择恰当的药物,应咨询医生,切勿盲目用药。

误区8:西药同服,操作方便减痛苦

中西药共用,标本兼治,会产生更好的疗效。可中西药同时服用,有时不但不能增效,可能还会降低疗效,甚至产生毒性。例如,酸性中药(如乌梅丸、山楂丸)与碱性西药(如碳酸氢钠)同服,会由于酸碱中和而降低疗效;含酒精的藿香正气水和头孢类抗菌药同服,可能会引起双硫仑样不良反应,引起面部潮红、恶心、呕吐,甚至呼吸困难、过敏性休克等。在中西药共用时,应遵照医嘱服药,不可为了图方便而忽视大危险。

误区9:生病可怜,想吃就吃不忌口

孩子生病时,不思饮食,可怜兮兮,家长常常为了孩子能吃点儿东西、早些痊愈,费尽心机,尽量满足孩子的一切要求。但在服用中药时,一些饮食禁忌仍须注意。一般宜少食豆类、肉类、生冷及其他不易消化的食物;热性病症应禁食或少食酒类、辛辣味、鱼类、肉类;解表、透疹药应少食生冷、酸味食物;温补药应少饮茶,少食萝卜。

误区10:孩子体虚,滋补中药体强健

孩子是家长的心头宝,自然是想把最好的都给孩子。儿童生机旺盛,可饮食调理,不宜滥用滋补之品,否则会使人体阴阳失衡,伤及脏腑气机,导致一系列“太过”症状。滋补类保健品或药品中富含氨基酸、维生素、蛋白质等营养物质,过量使用会使得儿童体重超标,体态走样,变成“小胖墩”。此外,部分药物中含有激素样物质,如鹿茸、蜂王浆、花粉等,引发早熟;擅自使用热性补药会导致鼻出血、齿龈出血、口渴等。

“是药三分毒”，中药虽经历了成百上千年的实践与沉淀，但仍存在许多未知等待现代科学去研究与证实。在给孩子选择药物时，一定要遵照医嘱，对症下药，规范用药，谨慎用药，合理用药。这样，中药作为治病救人的良方，才能发挥其最大的作用，切实保护孩子们的健康成长。

用药过程中可以随意停药吗？

很多家长不愿孩子服用太多的药物，一见孩子的症状有所减轻，就擅自停药。其实药物发挥作用是需要达到一定浓度的，为达到治疗目的，需要连续用药至一定的次数或时间，也就是我们常说的疗程。治疗过程中如果随意间断服用或停药，不仅会影响治疗效果，还可能造成“反跳”现象，使已被控制的疾病复发，甚至加重。上文中儿科药师讲到抗菌药不按疗程用药存在病情加重甚至细菌耐药的风险，现在再为大家介绍其他不可擅自停用的药物。

洋地黄类药物

最常用的是地高辛，主要用于高血压、瓣膜性心脏病、先天性心脏病等急性和慢性心功能不全。此药应严格遵医嘱使用，不可擅自停用。

抗精神病类药物

突然停用抗精神病药物后，会出现头晕、头痛、呕吐、易激怒等撤药反应，还可能使精神症状复发，有时还会出现静坐不能、张力障碍和运动障碍等非自主运动障碍。

抗癫痫药

治疗癫痫通常需要长期服用苯妥英钠、苯巴比妥等抗癫痫药物，如果擅自停用，可诱发癫痫发作，甚至危及生命。

镇静催眠药

突然停服可能出现激动不安、失眠、头痛等症状，应逐渐减量再停药。

由于长期服用此类药物可产生依赖性和成瘾性，不建议长期应用。

降血糖药

长期注射胰岛素的糖尿病患者如减量太快或突然停用，可诱发酮症酸中毒、高血糖昏迷。

此外，对于儿童不太常用的药品，如抗高血压、抗心绞痛等药品同样不可擅自停用。高血压是一种慢性病，药物治疗的主要目标是使血压保持在一定的正常范围。降压药物不能时停时服，也不能随意增量或减量。否则可能导致血压忽高忽低，易产生脑血管并发症。长期服用硝酸甘油等抗心绞痛类药物突然停药可致心绞痛发作，甚至引起心肌梗死。长期服用普萘洛尔等β受体阻滞剂，突然停药有发生心绞痛甚至心肌梗死的危险。

给孩子预防性用药，有必要吗？

如今，“吃药防病”的理念根深蒂固，很多家长购买病毒合剂、感冒灵、板蓝根等药物来预防孩子感冒。病毒合剂主要成分包含金银花、连翘、白茅根、水牛角等药物，具有清热解表、止咳定喘的功效，可用于治疗感冒发热、有汗或无汗、鼻流清涕及病毒性肺炎等症状。从理论上讲，病毒合剂属于治疗性用药，而不属于预防性用药，家中备用不反对，但如需使用还应咨询医生。

给孩子吃板蓝根来预防感冒也是一种欠妥的做法。一般来说，药物的代谢是通过肝肾的协作来完成的，儿童的各个脏器功能还未发育完全，药物使用不当，可能会给孩子的健康带来不可逆的伤害。

板蓝根为十字花科菘蓝的干燥根，具有抗病原微生物、抗内毒素、解热、抗炎的作用，对于体质较强、爱上火的人疗效较好，但是体质虚寒的人服用板蓝根过量会造成苦寒伤胃，从而引起一系列肠道反应。尤其是儿童的肠胃发育还不健全，多服板蓝根容易引起一系列消化问题。

既然用药防病是错误的，那么怎样才能正确地预防孩子生病呢？预防孩子生病最好的办法就是让孩子在日常生活中养成良好的习惯来增强个人抵抗力，如做一些有益的户外运动，保持充足的睡眠，有营养均衡的饮食结构，不挑食，多喝水，在疾病流行期间佩戴口罩，避免与患者接触，适当根据天气变化增减衣物，避免受凉等。

最后要记住，给孩子用药，要咨询医生，切不可随意服用。

儿童OTC中成药一定安全吗？

孩子生病后，很多家长最常用的办法就是到药店为孩子选购药品。这些在药店就可以购买而不需要医生开具处方的药品，就是我们常说的非处方药（OTC）。

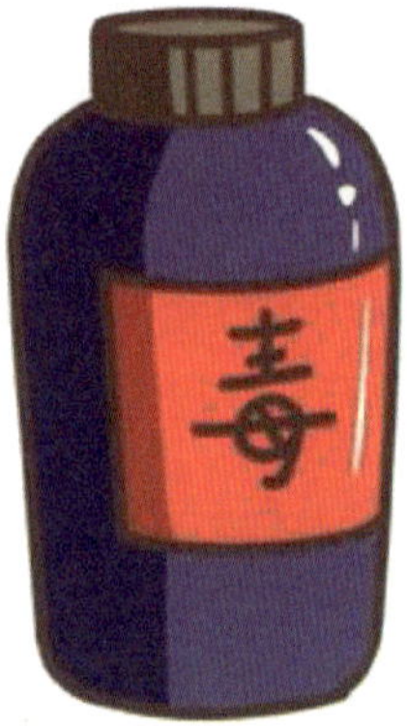

在众多的OTC中成药中，说明书中标明儿童用法用量的品种叫作儿童OTC中成药。儿童OTC中成药由于针对性强、疗效好、使用方便，更适合于儿童服用，常成为家长们为患儿居家药疗的首选。那么，儿童OTC中成药就一定安全吗？

尽管大多数儿童OTC中成药相对安全、不良反应小，但对于儿童来说，任何药物都不是绝对安全的。中药的毒性分为“大毒”“有毒”“小毒”3类，在儿童OTC中成药中，哪些药品含有“大毒”“有毒”和“小毒”的中药呢？

药品组成中含有“大毒”中药的儿童OTC中成药

儿童OTC中成药的药品组成中没有含有大毒中药的药品。

药品组成中含有“有毒”中药的儿童OTC中成药

白屈菜

白屈菜具有解痉止痛、止咳平喘的功能，用于胃脘挛痛，咳嗽气喘。过量服用具有毒性，表现为烦躁不安、意识障碍、谵语、血压升高等。儿童OTC中成药中含有“白屈菜”的药品如小儿清热灵。

半夏

半夏具有化痰止咳、降逆止呕、消痞散结的功效。若服用生品或炮制不当就会导致口舌肿胀，咽喉刺痛或失声、呕吐、腹泻等。儿童OTC中成药中含有“半夏”的药品如小儿磨积片。

苦楝皮

苦楝皮在小儿多用于肠道寄生虫病，如蛔虫、蛲虫、钩虫等。苦楝皮中含苦楝素，苦楝素对胃具有刺激性，服用过量可能使胃黏膜发生水肿、炎症与溃疡。儿童OTC中成药中含有“苦楝皮”的药品如小儿疳积糖、肥儿疳积颗粒。

药品组成中含有“小毒”中药的儿童OTC中成药

土鳖虫

土鳖虫有小毒，具有破血逐瘀、续筋接骨、消肿止痛的功效，主要用于治疗跌打损伤、骨折筋伤、血瘀经闭等证。儿童OTC中成药中含有“土鳖虫”的药品如红药胶囊。

北豆根

北豆根具有清热解毒、祛风止痛的功效，用于治疗咽喉肿痛、肠炎痢疾、风湿痹痛。有小毒，大剂量使用会造成肾毒性损伤。儿童OTC中成药中含有“北豆根”的药品如小儿清热止咳口服液。

吴茱萸

吴茱萸具有温中下气止痛等功效。有小毒，易动脾火。儿童OTC中成药中含有“吴茱萸”的药品如儿泻康贴膜、小儿健脾贴膏、小儿腹泻外敷散。

苦杏仁

苦杏仁具有降气止咳平喘、润肠通便的功效。有小毒，服用过量后主要毒性表现为恶心、呕吐、口中苦涩、腹痛、腹泻等。儿童OTC中成药中含有“苦杏仁”的药品包括小儿咳喘灵颗粒、小儿咳喘宁糖浆、儿童咳液、小儿清肺化痰颗粒、小儿肺热咳喘口服液、清宣止咳颗粒、小儿宣肺止咳颗粒、小儿感冒宁糖浆、解肌宁嗽丸、小儿风热清口服液、儿童清肺口服液、健儿清解液、小儿双金清热口服液、小儿暑感宁糖浆等。

▶▶ 重楼

重楼具有清热解毒、消肿镇痛、凉肝定惊的功效。其用于治疗痈疮、咽喉肿痛、毒蛇咬伤、跌打伤痛、凉风抽搐等症。大剂量用药时对消化系统、神经系统、心脏会产生毒性反应。儿童OTC中成药中含有"重楼"的药品包括小儿退热颗粒、小儿退热口服液、小儿清热灵等。

▶▶ 鹤虱

鹤虱有杀虫消积的功效。其用于治疗蛔虫病、蛲虫病、绦虫病、虫积腹痛、小儿疳积。有小毒,小剂量服用有恶心呕吐、食欲缺乏、头晕、头痛、四肢软弱无力、行走语言不利等症。儿童OTC中成药中含有"鹤虱"的药品如化积口服液。

儿童作为特殊的用药群体,发病急,病情变化迅速,生理功能及肝、肾等器官尚未发育完全,对药物的敏感性强、耐受性差。因此,在使用含有毒性成分的OTC中成药时,应做到用量合理、配伍得当,切莫过量久服。体弱、脾胃虚寒及肝肾功能障碍的患儿更应谨慎服用。

什么是儿童药物热?如何防治?

什么是儿童药物热

"最近孩子出现了腹泻的情况,吃了药很快就好了,可是没过几天怎么又发热了呢?"家长们别着急,这可能是由于服用了某种药物而导致的"药物热"。什么是药物热呢?儿童药物热是指儿童在服用药物后出现的一种体温升高的情况。药物热是一种药源性疾病,儿童药物热一般与药物的过敏反应有关。儿童药物热大多有发热样症状,具体表现为发热、怕冷,并伴随有浑身无力、肌肉疼痛、关节疼痛等。一些出现药物热的儿童皮肤上还会出现皮疹,我们将药物热引发的皮疹统称为药疹。有些儿童还会出现消化系统的不适情况,如恶心、腹痛、腹泻等。

哪些药物易引起儿童药物热

从广义而言，任何药物均可能在制造或使用过程中，由于微生物、内毒素或其他物质等污染而引起儿童发热，几乎所有药物都可能引起药物热(表1.11)。

表1.11 易引起药物热的药物

药物类型	代表药物
抗微生物药	阿昔洛韦、两性霉素B、红霉素、异烟肼、复方磺胺甲噁唑、万古霉素、氨苄西林、美洛西林、青霉素、头孢唑林、头孢他啶、头孢氨苄
抗肿瘤药	巯嘌呤、博来霉素、阿糖胞苷
心血管类药	多巴酚丁胺、呋塞米、肝素、氢氯噻嗪、甲基多巴、奎宁和奎尼丁、氨苯蝶啶
免疫抑制剂	吗替麦考酚酯、西罗莫司
抗惊厥药	卡马西平
其他	别嘌醇、西咪替丁、甲苯达唑、甲氧氯普胺、丙硫氧嘧啶、柳氮磺胺吡啶、茶碱、甲状腺素、布洛芬、萘普生

如何区别儿童药物热与普通发热

▶▶ 发热规律不同

儿童首次服用某种药物后，如果出现药物热，一般会出现在服药的7~10天以后。再次服用该种药物以后，服药与出现药物热之间的时间间隔会有所缩短。而普通发热的诱因一般与服药无关。

▶▶ 发热特点不同

药物热是由于儿童服用药物后出现高热的情况，服用退热药后的退热效果并不理想。而孩子出现普通发热时，服用退热药的退热效果比较不错。

▶▶ 患儿精神状态不同

出现药物热的患儿虽然身体发热,但精神状态尚可。普通发热的患儿可能会出现精神萎靡、嗜睡的情况。

▶▶ 治疗方式不同

出现药物热的患儿在停用致热药物后,体温一般会自行降低至正常值。

药物热的防治

一旦确诊或疑诊为药物热者,首要的治疗措施是尽可能停用一切可疑药物,停用致热药物后体温常可在1~2天内降至正常。在未找出可疑致热药物前要尽量避免使用退热药物,如布洛芬、对乙酰氨基酚等,以免干扰临床观察体温变化与用药的关系,单纯迅速降温常无益于治疗。大多数家长毕竟不是专业的医生,因此,建议各位家长在发现孩子发热后立即就医,以免延误病情,出现更严重的后果。

哪些药物可能引起牙齿的不良反应?

“牙疼不是病,疼起来要人命。”

为保护孩子的牙齿健康,无数家长为督促孩子早晚刷牙而劳心费神,为阻止孩子吃糖而斗智斗勇。

防护那么到位,牙齿总该没问题了吧,可是大家却忽略了一件重要的事情:除了糖、食物残渣,一些药物也在悄无声息中损害着孩子的牙齿。

说起药物不良反应,家长们总会先想到皮疹、消化道刺激、肝肾功能损害等,其实,药物也会引起牙齿的不良反应。

药物性牙齿不良反应一般有:

▶▶ 蛀牙。

▶▶ 牙龈增生。

▶▶ 牙齿染黄。

▶▶ 牙齿松动。

由于牙齿的不良反应总被误认为是吃糖等原因造成的,所以常被人们忽视，从而错过最佳治疗时机。

以下药物可能会损害牙齿，正在给孩子服用以下药物的家长要注意啦。

▶▶ 糖浆剂

糖浆剂味甜，深得儿童喜爱，减少了“喂药大战”带来的苦恼，所以更受家长们青睐。但是糖浆剂的含糖量可一点都不低于糖果，尤其是当睡前服用镇咳的糖浆剂后，由于糖浆剂具有一定的黏性，就更容易让糖分在儿童的口腔内积聚，长时间会引起蛀牙。因此，服用糖浆剂后一定要漱口刷牙。

▶▶ 酸性药物

患有哮喘的儿童可能会经常使用沙丁胺醇、特布他林等吸入剂，这些平喘药物含有的酸性成分会腐蚀牙釉质，使牙齿变粗糙、变色，长期如此也会造成龋齿，因此，使用后应及时清洁牙齿。

▶▶ 抗菌药

四环素、多西环素、米诺环素等抗菌药，可与牙齿中的某些成分相结合，由于8岁以下儿童正在生长发育期，因此，服用此类药物会导致儿童牙釉质发育不全，牙齿染黄，俗称“四环素牙”，严重影响美观。

▶▶ 抑制唾液分泌药

氯雷他定、苯海拉明等抗组胺药，常用来缓解过敏症状，一些含氯苯那敏（扑尔敏）的复方制剂，也可用于治疗感冒。

选择性5-羟色胺再摄入抑制剂氯米帕明等抗抑郁药，因抑制唾液分泌而导致口干，从而引发牙周疾病，甚至导致牙齿松动脱落。因此，如果孩子正在服用此类药物，应注意多饮水。

▶▶ 致牙龈增生药

心血管药：硝苯地平、维拉帕米。

抗癫痫药物：苯妥英钠。

免疫抑制剂：环孢素。

一般在服药数月或数年后可能出现药物性牙龈增生或牙龈出血，严重时可使牙齿移位，甚至出现牙齿松动脱落。

药师提示

研究表明，药物性牙龈增生的程度与服药前的口腔状况密切相关。所以，对于需要长期服用上述药物的患儿，应在用药前进行口腔检查，尽可能消除引起牙龈炎的刺激因素，以减少不良反应的发生。

若孩子不得不服用上述药物，在用药期间一定要加强口腔清洁和保健。可以从以下行为做起。

▶▶ 漱口

服药后及时用清水漱口，漱清牙齿和咽部沉积的药物。

▶▶ 刷牙

每日刷牙2~3次，牙刷的刷毛要柔软，并注意正确的刷牙方式，防止刺激和损伤牙龈组织。

▶▶ 定期检查

至少每3个月进行自我检查或到医院检查有无牙龈肿胀、牙石及牙菌斑等。

▶▶ 定期洗牙

每3个月或者半年洗牙可消除牙菌斑等刺激因素。

■ 为什么孩子服药后尿、便会变色?

相信不少家长遇到过类似的问题：孩子尿液的颜色变成深黄，和以前不一样。其实，孩子尿便颜色的改变除了受食物等因素的影响外，也会受服用药物的影响。

正常人的新鲜尿液通常呈浅黄色，以下药物可引起尿液的变色(表1.12)。

这些药物导致尿液变色的原因，一是某些药物本身就具有颜色，服用后就会引起尿液的变色，如利福平、维生素B_2、亚甲蓝等；二是某些药物代谢分解后的产物可使尿液变色。此外，同一种药物因用药时间长短和剂量大小不同，尿液颜色也不尽相同，应用的剂量较大通常尿液颜色较深；同一药物因受尿液酸碱度的影响，在尿中的颜色也不同。

表 1.12 可引起尿液变色的药物

代表药物	尿液颜色
磺胺类药物、呋喃妥因、小檗碱等	深黄色至棕色
维生素 B_2、含维生素 B_2 的复合维生素等	黄色至橙黄色
利福平、利福布汀、利福喷汀等	橘红色
苯妥英钠、水杨酸、酚酞等	红色
氨苯蝶啶、阿米替林、吲哚美辛、亚甲蓝等	蓝色或绿色
亚铁盐、山梨醇铁、甲硝唑等	黑色

正常人尿液一般偏酸性，但放置时间过长可分解出氨而变为碱性。同时，尿液的酸碱性也与食物有关。例如，摄入较多蛋、鱼、肉等含高蛋白质的食物，会使尿液的酸度增加，而多吃蔬菜、水果等又会使尿液呈碱性。因此，服用药物后尿液颜色变化与上述不符时，可能与食物导致的尿液酸碱性变化有关。

由于正常用药而导致尿液颜色改变，如无异常感觉，一般停药 2~3 天后会自行消失，所以不必看到尿液颜色改变而惊慌失措。但应用非甾体抗炎药、磺胺类药物及氨基糖苷类药物等肾毒性较大的药物，若出现血尿应立即停药就医。

家长们了解了导致尿液变色的药物外，还要注意某些药物还可导致粪便的变色，可致粪便变色的药物请见表 1.13。

表 1.13 可致粪便变色的药物

代表药物	粪便颜色
氢氧化铝、钡剂等	类白色、灰色或有斑点
含铋制剂(枸橼酸铋钾、胶体果胶铋等)	绿黑色或灰黑色
吲哚美辛、蒽醌类药物	绿色或黄色
利福平、阿司匹林、华法林等	橘红色或红色

有些药物或食物均会影响尿、便颜色，请家长们不要惊慌失措。正常用药出现的尿便颜色改变，无须停用。若用药期间出现血尿、便或其他不适症状，应及时就医。

哪些药物可能损害宝宝的听力？

儿童是祖国的未来，也是社会的重要群体，但因缺乏安全用药的意识和知识，便出现了不合理甚至是滥用药物的现象。据统计，药物致聋已经成为我国聋儿的主要发病原因，因此，必须引起全社会的高度重视。下面我们就来了解一下哪些药物会引起耳毒性，以及如何预防药物性耳聋。

药物中毒性耳聋

药物中毒性耳聋是指某些药物治病或人体接触某些化学制剂所引起的前庭蜗神经系统中毒性损害，主要表现为听力下降、眩晕、耳鸣、头晕、恶心、走路不稳，甚至全聋。药物性耳聋一旦发作，治疗起来十分困难，甚至不可逆，因此，我们必须提高警惕，避免其发生。

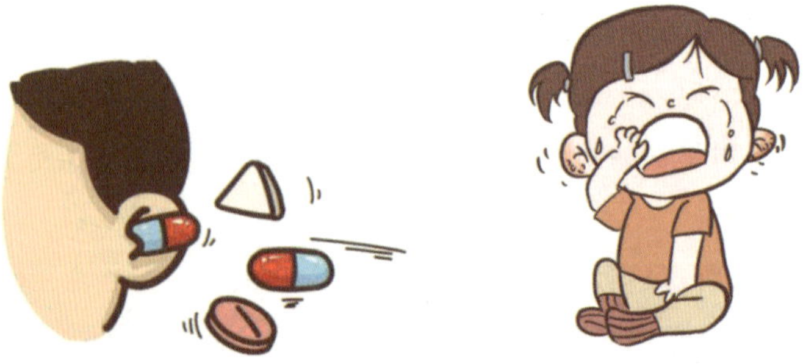

常见的耳毒性药物

据统计，具有耳毒性的药物已达百余种，主要分为以下5类。

氨基糖苷类抗菌药

几乎所有的氨基糖苷类抗菌药都具有耳毒性。其中，链霉素对内耳前庭比耳蜗部分更容易造成损伤。在接受每天1g链霉素治疗超过1周的患者中，4%~15%可检测到耳聋，如果继续治疗，可逐渐加重为永久性耳聋。同时，新霉素在所有抗菌药中具有最大的耳蜗毒性。万古霉素可引起耳聋，尤其是在肾功能不良时。庆大霉素和妥布霉素对耳蜗及前庭也有毒性。

▶▶ 水杨酸类药物

阿司匹林最常见的耳毒性表现为耳鸣，多在大量用药后出现，停药后1周内便可消失。

▶▶ 抗肿瘤药

如顺铂、卡铂、长春新碱、氮芥等。其中，顺铂的耳毒性最大，主要损伤耳蜗的外毛细胞，引起耳鸣和耳聋。

▶▶ 袢利尿剂

如呋塞米（速尿）、布美他尼、托拉塞米和依他尼酸（利尿酸）。这类药所造成的听力损伤特点是双侧对称性，伴有耳鸣。短期内停药，耳毒性是可逆的。

▶▶ 抗疟药

如奎宁、氯奎、乙胺嘧啶。其耳毒性症状以耳鸣和耳聋为主。短期停药常可恢复，若长期大剂量使用常造成不可逆的听力损失。

药物性耳聋的预防措施

药物性耳聋重在预防，应严格掌握、遵循各种耳毒性药物的适应证，防止滥用。

1 婴幼儿应禁用耳毒性药物。

2 亲属中有用某种药物致聋者，应禁用或慎用该类药物。

3 儿童应尽量避免使用抗菌药，必须使用时，须选择非耳毒性抗菌药，并且剂量宜小，疗程宜短，尽量不要静脉给药，避免联合用药。

4 用可疑耳毒性药物时，要密切观察，并进行听力监测，有条件时应定期进行血药监测，发现异常，及时停药。

5 用抗菌药期间，可同时服用维生素B、维生素C、维生素A及硫酸软骨素等，促使感觉细胞利用多种营养物质进行新陈代谢以保护内耳，预防中毒。

6 一旦发现药毒致聋迹象，应及时就医治疗，避免延误病情。

最后，儿科药师提醒您关爱儿童健康，关注儿童成长发育，谨遵医嘱用药，不要让孩子的童年在寂静中度过。

孩子误服了药品怎么办？

儿童一旦误服药品是非常危险的，家长要养成正确用药的好习惯。今天我们一起来了解一下，如何从日常细节中避免这类事件的发生。

妥善储存家庭药

杜绝“二次包装”

有些家长为了让宝宝乖乖服药，将药物装在饮料瓶里引诱孩子服下，容易导致孩子趁家长不注意时误食瓶中的药品。

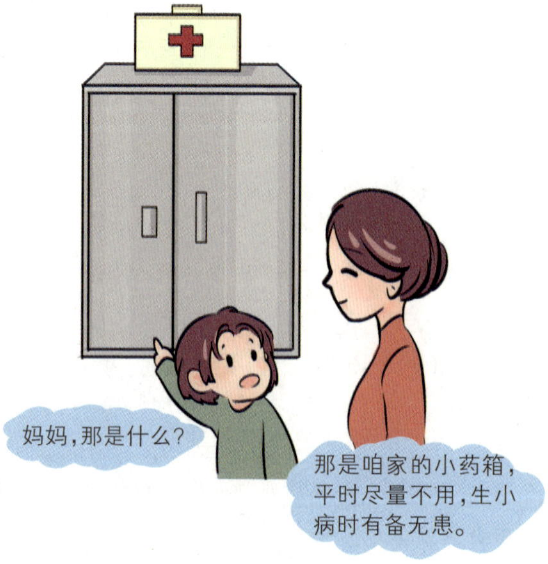
妈妈，那是什么？
那是咱家的小药箱，平时尽量不用，生小病时有备无患。

▶▶ “异性相斥”

不要把药品和饮料或零食混放在一起，成人药和儿童药要分开，外用药和口服药更要分开。

▶▶ 药品“举高高”

尽量将药品放置在高处，最好将药品锁起来存放，而且要告诉孩子这些是药品，不能随便吃，防止孩子“寻宝”。

父母的言传身教

▶▶ “糖果”的谎言要摒弃

平时给孩子喂药时，不要骗孩子是糖果或饮料。要耐心强调药品是生病的时候吃的，不能自己偷偷吃。

▶▶ 杜绝“模仿秀”

尽量避免在孩子面前服药，孩子天生好奇心重，会模仿家长服药往嘴里乱塞东西，导致误服。

▶▶ 安全教育紧跟随

可以为儿童讲解简单的安全知识教育，告诉孩子接触不明的食物或有毒物品的危险性，不能随便送入口中。

仔细核对药品信息

家长给孩子喂药前，一定要反复检查药品标签，确认药品的名称，保质期和用法用量，并且一定要遵医嘱给孩子服药，服药中途尽量不要离开。

儿童用药自成一体，并非成人的缩小版，切忌用成人药品折算代替，用药建议咨询医生或药师。

儿童误服药品的处置

家长发现孩子误服药品之后，若是服用剂量较小或尚未吞咽，让孩子把药吐出来，进行漱口。

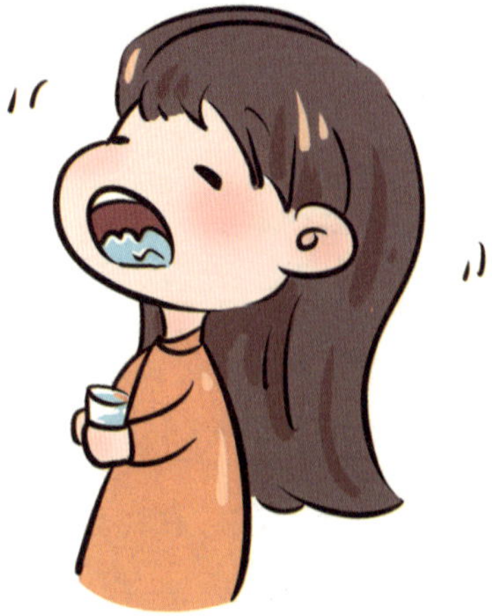

如果孩子已经服用了毒性反应较大的药品，切忌盲目催吐。应立即送往附近的医院治疗。若不清楚孩子误服何种药品，可将装药品的瓶子及孩子的呕吐物一同带往医院检查，帮助医生尽早明确诊断，以便采取有针对性的治疗措施。

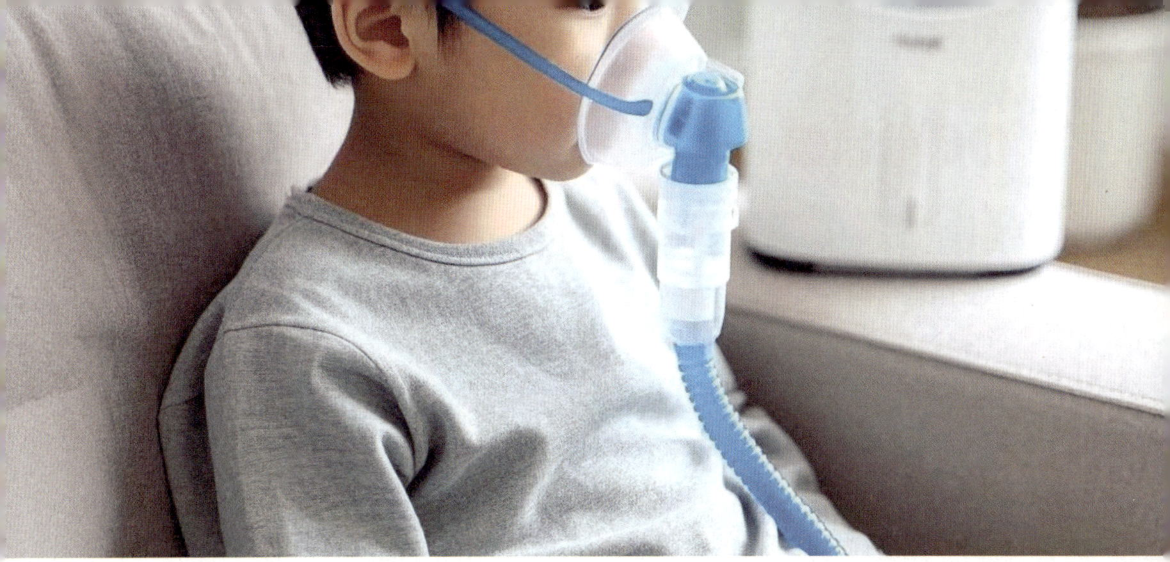

第二章 呼吸系统常见病及用药

呼吸系统常见病概述

呼吸系统疾病是儿童最常见的疾病，也是危害儿童生命健康的主要疾病。

小儿的上、下呼吸道以喉环状软骨作为分界线，其以上为上呼吸道，包括鼻、咽、扁桃体和喉部；以下为下呼吸道，包括气管、支气管、细支气管、呼吸性细支气管、肺泡管及肺泡。上呼吸道各部位的感染统称为上呼吸道感染（简称“上感”），是小儿最常见的疾病。病毒为常见病原，占90%以上，亦可见细菌、支原体。小儿上呼吸道感染常出现并发症，可引起邻近器官的感染，如中耳炎、鼻窦炎；向下蔓延，如气管、支气管炎、肺炎；引起全身感染，如败血症。

普通感冒

普通感冒即急性鼻咽炎，是上呼吸道感染（URTI）的一个最常见类型，也是儿科容易滥用抗菌药的疾病，其可发生于任何年龄，尤其是年幼儿，年均每人可达5~7次。

普通感冒常发生在季节交替之际，尤其是冬、春季，起病较急，可有喷嚏、鼻塞、流清水样鼻涕、咽部充血等卡他症状，始于感染后的10~12小时，2~3天达到高峰，之后逐渐减轻，持续时间为7~10天，部分患儿的症状可持续到3周，甚至更长。年长儿可能主诉咽痒、咽痛和咽部烧灼感。患儿可因耳咽管阻塞出现听力减退，也可有流泪、味觉迟钝、呼吸不畅、咳嗽和少量咳痰等症状，全身症状轻、发热不明显或仅有低热。

需要注意的是，婴幼儿往往鼻咽部卡他症状不显著而全身症状较重，可骤然起病，呈高热、咳嗽、食欲减退，可伴有腹痛、呕吐、腹泻、烦躁等，甚至热性惊厥。

普通感冒具有一定的自限性，症状较轻，一般无须药物治疗，症状明显、影响日常生活时则需服药，以对症治疗为主，并应注意休息，适当补充水，避免继发细菌感染等。

流行性感冒

流行性感冒（简称“流感”）是由流感病毒引起的传染性呼吸系统疾病。根据病毒抗原性的不同，分为A（甲）、B（乙）、C（丙）3型。A型流感病毒宿主范围广，并多次引起世界性的人流感大流行；B型流感病毒通常致病性低，偶尔导致局部暴发；C型流感病毒多以散发病例的形式出现，一般不引起流行，并且感染后症状较轻。

流感在温带地区呈现每年冬、春季高发的季节性。患者和隐性感染者是流感的主要传染源，主要通过其呼吸道分泌物的飞沫传播，也可以通过接触传播。儿童是流感的高发人群及重症病例的高危人群。一般健康儿童感染流感病毒可能表现为轻型流感，多突然起病，主要症状为发热，体温可达39～40℃，可有畏寒、寒战，多伴头痛、全身肌肉酸痛、极度乏力、食欲减退等全身症状，常有咳嗽、咽痛、流涕或鼻塞，少部分出现恶心、呕吐、腹泻，儿童消化道症状多于成人。婴幼儿流感的临床症状往往不典型。新生儿流感少见，但若患有流感，易合并肺炎，常有脓毒症表现，如嗜睡、拒奶、呼吸暂停等。大多数无并发症的流感患儿症状在3～7天后缓解，但咳嗽和体力恢复常需要1～2周。

抗流感病毒药物包括神经氨酸酶抑制剂和M2离子通道阻滞剂，代表药物分别是奥司他韦和金刚烷胺。

6月龄以上儿童按推荐的免疫程序接种流感疫苗后，疫苗在体内可产生对流感病毒感染的保护作用。8岁以下儿童首次接种时，接种2剂次较1剂次能提供更好的保护作用。

肺炎支原体肺炎

肺炎支原体（MP）是儿童急性呼吸道感染的重要病原体，从密切接触的亲属及社区开始流行，容易在幼儿园、学校等人员密集的环境中发生。经飞沫和直接接触传播。

肺炎支原体肺炎（MPP）起病可急可缓，以发热和咳嗽为主要表现。中至高度发热多见，也可见低热或无热。部分患儿发热时伴畏寒、头痛、胸痛、胸闷等症状。病初大多呈阵发性干咳，少数有黏痰，偶有痰中带血丝，咳嗽会逐渐加剧，个别患儿可出现百日咳样痉咳，病程可持续2周，甚至更长。多数患儿精神状况良好，多无气促和呼吸困难，而婴幼儿症状相对较重，可出现喘息或呼吸困难。年长儿肺部湿啰音出现相对较晚，可有肺部实变体征。

普通MPP采用大环内酯类抗菌药治疗，包括第1代红霉素，以及第2代阿奇霉素、克拉霉素、罗红霉素。对于难治性MMP（RMPP）耐大环内酯类抗菌药者，可以考虑其他抗菌药。对于RMPP和重症MPP，可能需要加用糖皮质激素及支气管镜治疗。

多数MPP患儿预后良好，而重症及RMPP患儿可遗留肺结构和（或）功能损害，需要进行长期随访。

支气管哮喘

支气管哮喘（简称“哮喘”）是全世界范围内儿童最常见的慢性下呼吸道疾病，常起病于幼年。近20年来，我国儿童哮喘的患病率呈明显上升趋势。

哮喘是一种以慢性气道炎症和气道高反应性为特征的异质性疾病，以反复发作的喘息、咳嗽、气促、胸闷为主要临床表现，常在夜间和（或）凌晨发作或加剧。呼吸道症状的具体表现形式和严重程度具有随时间而变化的特点，并常伴有可变的呼气气流受限。

根据临床表现，哮喘可分为急性发作期、慢性持续期和临床缓解期。急性发作期是指突然发生喘息、咳嗽、气促、胸闷等症状，或原有症状急剧加重；慢性持续期是指近3个月内不同频度和(或)不同程度地出现过喘息、咳嗽、气促、胸闷等症状；临床缓解期指经过治疗或未经治疗症状、体征消失，肺功能恢复到急性发作前的水平，并维持3个月以上。

儿童哮喘的早期干预和规范化管理有利于控制疾病，改善预后。要坚持长期、持续、规范、个体化治疗原则。治疗包括：①急性发作期：快速缓解症状，如平喘、抗炎治疗；②慢性持续期和临床缓解期：防止症状加重和预防复发，如避免触发因素、抗炎、降低气道高反应性、防止气道重塑，并做好自我管理。

儿童哮喘的长期治疗方案包括非药物干预和药物干预两部分，后者包括以β_2受体激动剂为代表的缓解药物和以ICS及白三烯调节剂为代表的抗炎药物。缓解药物依据症状按需使用，抗炎药物作为控制治疗须持续使用，并适时调整剂量。ICS/LABA联合治疗是该年龄段儿童哮喘控制不佳时的优选升级方案。

虽然目前哮喘尚不能根治，但通过有效的哮喘防治教育与管理，建立医患之间的伙伴关系，可以实现哮喘的临床控制。做好哮喘管理与防治教育是达到哮喘良好控制目标最基本的环节。

孩子咳嗽不简单，该如何对症用药?

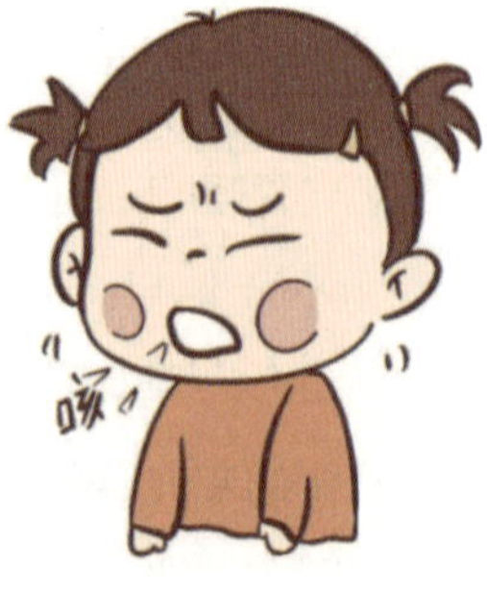

由于宝宝的抵抗力较弱，很容易感染呼吸道系统疾病，其中主要的症状之一就是咳嗽。咳嗽是人体的保护性反射，小儿的呼吸道对各种刺激都非常敏感，各种刺激物，如呼吸道分泌物、异物、有刺激性的气体和气味都容易引起咳嗽。

现在很多的宝爸宝妈闻“咳”色变，只要孩子一咳嗽，首先想到的就是要消炎和止咳。一些家长盲目使用镇咳药，其实是非常不正确的。

那么,面对宝宝的咳嗽,我们应该怎么用药呢?《中国儿童慢性咳嗽诊断与治疗指南(2013年修订)》提供了儿童慢性咳嗽的诊断和治疗思路,根据儿童慢性咳嗽的特点,应尽可能地积极寻找病因,明确诊断,针对病因进行治疗。

镇咳药

镇咳就是控制或减轻咳嗽症状,但它只能短暂地缓解症状。根据药理作用,我们将镇咳药分为两大类:中枢性镇咳药和外周性镇咳药。中枢性镇咳药一般含有可待因等易成瘾成分,美国食品药品监督管理局(FDA)曾指出,含有可待因成分的镇咳药禁用于18岁以下的青少年及儿童。如果孩子是刺激性干咳,无痰或少痰,那么宝爸宝妈们在必要时,可以在医生的指导下,给宝宝选择非依赖性镇咳药右美沙芬。右美沙芬系中枢性镇咳药,因其没有成瘾性,是目前治疗咳嗽使用最广泛的镇咳药之一,主要用于刺激性干咳和频繁、剧烈的咳嗽,不推荐用于慢性或伴有大量分泌物的咳嗽。

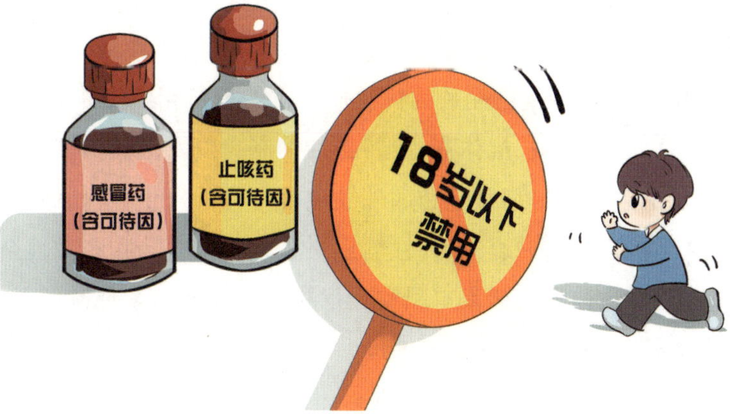

祛痰药

祛痰药是一类能使痰液变稀、黏稠度变低,从而易于咳出,或者能加速呼吸道黏膜纤毛运动、改善痰液转运功能的药物。祛痰药促进呼吸道管腔内痰液的排出,减少对呼吸道黏膜的刺激,间接起到镇咳和平喘的作用,也有利于控制继发感染。我们常用的祛痰药有三大类:①恶心性祛痰药:氯化铵、愈创甘油醚;②黏液调节剂:盐酸溴己新,羧甲司坦口服溶液;③痰液稀释剂:盐酸氨溴索口服液和乙酰半胱氨酸等。

抗菌药

如果确认了宝宝是病原菌感染,那么仅仅祛痰和止咳是不够的,还必须使用抗菌药。治疗儿童咳嗽应正确地使用抗菌药,要根据医生的判断,遵医嘱使用,切记不可滥用。考虑细菌感染时,建议使用阿莫西林-克拉维酸制剂或第二代、第三代头孢菌素类药物;考虑肺炎支原体等非典型病原体感染时,建议使用大环内酯类药物;考虑真菌、结核菌感染等时,建议选用相应的针对性药物治疗。使用抗菌药时应严格掌握使用指征,抗菌药治疗的疗程视疾病情况而定。

激素治疗

糖皮质激素(GC)是人体内极为重要的一类调节分子,它对人体的发育、生长、代谢,以及免疫功能等起着重要的调节作用,是人体应激反应最重要的调节激素,也是临床上使用最为广泛而有效的抗炎和免疫抑制剂。GC具有抗炎、抗病毒、抗过敏、抗休克、非特异性抑制免疫及退热等多种作用,可以防止和阻止免疫性炎症反应和病理性免疫反应的发生,对任何类型的变态反应性疾病几乎都有效。吸入性糖皮质激素的代表药物有布地奈德、丙酸氟替卡松,口服药物的代表有醋酸泼尼松。糖皮质激素更倾向于有过敏性病史的儿童。

儿童咳嗽也分好几种,您了解吗?

遇到孩子咳嗽总不好或反复咳嗽的情况,家长朋友们都很焦急,会把家里的止咳药找出来,或者到药店买止咳药给孩子吃。这些止咳药多数是对症治疗的,而非病因治疗。服用了止咳药,虽然咳嗽症状有所缓解,但并不等于病治好了。咳嗽治疗起来看似很简单,实际上背后包含了很多学问呢,下面我们一起来了解一下吧！

咳嗽是人体对呼吸道刺激的保护性生理反射，也是多种疾病共有的一种外在表现，是一种症状，而不是疾病。为了充分认识儿童咳嗽，我们先来了解一下咳嗽的分类。

咳嗽的分类

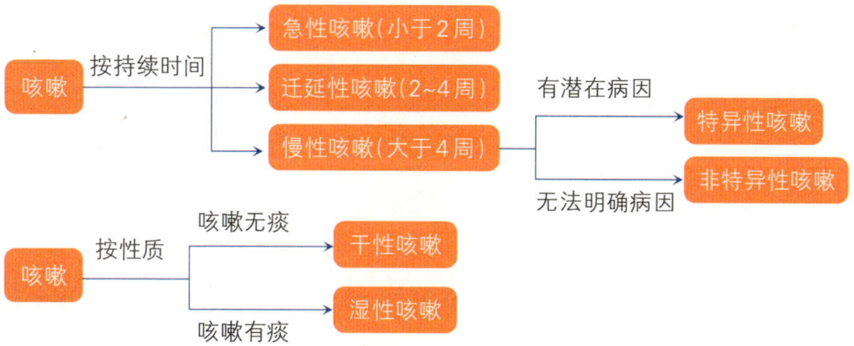

原来咳嗽有这么多种，不同病因引发的不同咳嗽，其处理方式也千差万别，我们继续了解一下治疗药物吧！

▶▶ 抗菌药

例如，阿莫西林、阿莫西林/克拉维酸钾、第二代头孢菌素、大环内酯类药物等。

有细菌感染的急性咳嗽、慢性湿性咳嗽，可在医生评估后使用。

▶▶ 祛痰药

例如，氨溴索、乙酰半胱氨酸、羧甲司坦等。

湿性咳嗽，症状明显、痰液阻塞，难以咳出、影响生活和学习时，可在医生评估后使用。

▶▶ 抗组胺药

例如，第一代抗组胺药苯海拉明、氯苯那敏、酮替芬等，有一定减少分泌物、减轻咳嗽的作用，但也易出现嗜睡、乏力的不良反应；第二代抗组胺药有西替利嗪、氯雷他定等，安全性更高，但无止咳作用。

可用于变应性鼻炎/非变应性鼻炎引起的上气道咳嗽综合征，应在医生评估后使用。

▶▶ 支气管扩张剂

例如，沙丁胺醇、丙卡特罗、特布他林等。

可用于疑似咳嗽变异性哮喘的诊断和症状性治疗，应在医生评估后使用。

▶▶ 镇咳药

例如，右美沙芬。

对症治疗，仅在咳嗽剧烈、影响孩子日常生活时，医生评估后可酌情使用。

▶▶ 白三烯受体拮抗剂

例如，孟鲁司特钠。

对于疑似与变应性鼻炎、哮喘有关的咳嗽，可在医生的指导下使用。

▶▶ 吸入用糖皮质激素

例如，二丙酸倍氯米松、丙酸氟替卡松、布地奈德等。

对引起儿童慢性咳嗽的常见病因，如咳嗽变异性哮喘等有效。吸入性糖皮质激素作用于气道局部，全身不良反应小，但也需要在医生的指导下使用。

▶▶ 免疫调节剂

例如，细菌溶解产物。

若孩子频繁发生感冒、支气管炎、肺炎，可在医生的指导下使用免疫调节剂，减少反复感染的发生率。

▶▶ 抑酸药

例如，奥美拉唑。

对于慢性非特异性咳嗽患儿，若在咳嗽的同时出现反酸、嗳气、打嗝、恶心、呕吐等症状，医生考虑为胃食管反流性咳嗽时，可在医生的指导下使用抑酸药治疗。

对于孩子咳嗽的治疗，涉及了这么多种药，不同病因的咳嗽选用药物也是千差万别的，并不是简单地使用止咳药就能治愈疾病。因此，孩子咳嗽时，家长朋友们切勿擅自用药，一定要到医院经医生评估，使用适宜的药物！

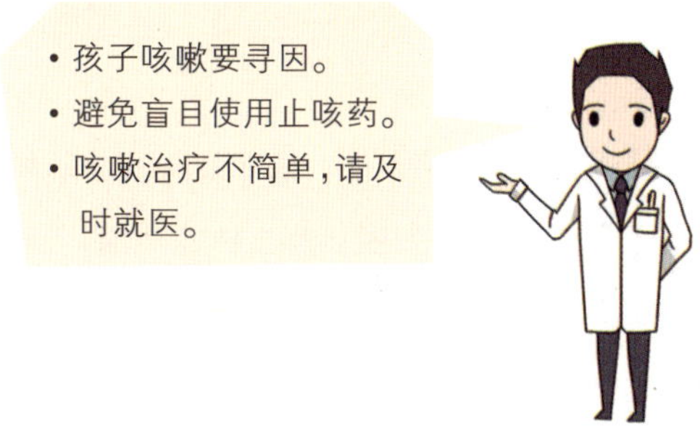

中药治疗儿童咳嗽、咽炎有什么妙招儿？

一些儿童常见病，如咳嗽、咽炎等，虽然都不是大问题，但是足以让父母们忧心忡忡。下面就为您介绍几种针对儿童“咳嗽”“咽炎”常用的中药吧！

咳嗽

儿童咳嗽中枢发育尚未成熟，呼吸道狭窄，发生炎症时黏膜易发生充血水肿，渗出物较多，容易出现呼吸道的阻塞而致咳嗽和呼吸困难。此时可选用祛痰止咳的中药，如川贝母，稀释痰液以利排出。

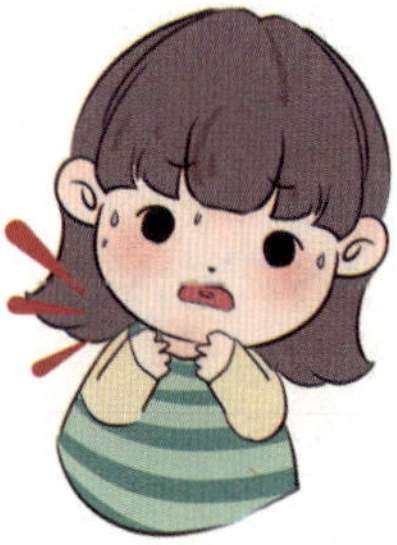

咽部充血

川贝母味苦、甘，微寒，归肺、心经。其苦味能清泻肺热而化痰，甘味又能润肺而止咳，颇具清热化痰，润肺止咳的功效。川贝母微寒之性对儿童燥痰、热痰之证具有明显的改善作用，也可以把川贝母做成药膳给孩子服用。例如，川贝冰糖雪梨汤，不仅具有滋阴生津、止咳润肺的功效，而且味道甜美，儿童乐于服用。但需要注意的是，由于川贝母性微寒，脾胃虚寒及有湿痰的患儿不宜食用。

此外，药师提醒您，儿童咳嗽时慎用可待因类抑制咳嗽中枢的镇咳药，这类药品一般只有当剧烈的咳嗽影响了小儿的生活休息时才考虑使用。否则的话，该类药品虽然抑制了咳嗽，但不利于呼吸道的分泌物的排出，可能引起更严重的并发症。

咽炎

薄荷辛、凉,归肺、肝经,具有疏散风热、清利咽喉、透疹解毒等功效。宣散表邪之力较强,适用于风热感冒、头痛、咽喉肿痛等症。对于儿童轻微的咽炎和扁桃体炎等,家长不妨考虑选用薄荷。可将少许薄荷叶放入水中,微微煮沸或直接用开水冲泡代茶饮,对于儿童咽炎有较好的疗效。此外,在夏季,儿童易感受暑湿秽浊之气,伴随脘腹胀痛、呕吐泄泻,薄荷芳香辟秽,兼具化湿和中的作用。但使用时需注意,薄荷芳香辛散,发汗耗气,体虚多汗的患儿不宜使用;薄荷水中含有薄荷酮、薄荷脑等成分,可能会引起孩子的中枢神经的兴奋,因此不宜大量服用。

以上小妙招儿仅适用于症状较轻且对症的咳嗽、咽炎等疾病。孩子若出现了较为严重的呼吸道症状,建议及时到医院就诊。平日里家长们为孩子自我居家药疗应首选性平、温和的药物,尽量避免选用药性剧烈或大寒大热之品给孩子服用,因其用法用量、适应证等无法准确判断,可能存在潜在的安全隐患。

怎样为孩子选择更有效的祛痰药?

咳嗽是儿科呼吸系统疾病的最常见症状,是人体的一种正常防御性呼吸反射,可由感染、过敏、支气管异物等原因引起。痰是呼吸道炎症产物,可刺激呼吸道黏膜引起咳嗽,并加重感染。祛痰药可排除呼吸道内积痰,适用于急、慢性支气管炎,支气管扩张症,肺炎等有痰液黏稠,甚至形成痰栓阻塞气道的患儿;也起到间接的镇咳、平喘作用,有利于控制继发感染。

祛痰药有3种本领:增加分泌物的排出量、降低分泌物黏稠度和增强纤毛的清除功能。

恶心祛痰药,其实很贴心——稀释痰液

▶▶氯化铵

氯化铵可刺激胃黏膜迷走神经末梢，引起轻度恶心，反射性地致使气

管、支气管腺体分泌增加，使痰液稀释易于咳出。

氯化铵多用于急慢性呼吸道炎症痰黏稠、不易咳出者。儿童常规剂量为每日40～60mg/kg，分4次口服给药，餐后服用。2岁以下患儿须遵医嘱。消化性溃疡患儿及肝、肾功能不全者慎用。

▶▶愈创木酚甘油醚

愈创木酚甘油醚为刺激性祛痰药，可刺激胃黏膜，反射性地引起支气管黏膜腺体分泌增加，降低痰液黏稠度，并有一定的支气管舒张作用，达到增强黏液排出的效果。用于慢性气管炎的多痰咳嗽，多与其他镇咳平喘药合用或配成复方制剂。儿童常规剂量：2岁以下须遵医嘱；2～6岁，每次0.05～0.1g；6～12岁，每次0.1～0.2g。每日2～3次，口服给药，餐后服用。

拿什么祛除顽固黏痰？——溶解痰液

痰液难于排出主要是因为痰液黏稠度过高。气管、支气管腺体及杯状细胞分泌的黏性蛋白，构成凝胶网而增加痰液黏稠度。

▶▶N-乙酰半胱氨酸

N-乙酰半胱氨酸为黏液溶解药，能使黏蛋白分解，痰液黏稠度降低，容易咳出，从而改善症状。此外，呼吸道感染时，大量炎症细胞被破坏，释放出的DNA与黏蛋白结合形成网格结构，进一步增加痰液黏稠度，形成脓性痰。因此，降解痰液中的DNA能溶解脓性痰。

N-乙酰半胱氨酸主要用于由大量黏痰阻塞引起的呼吸困难，如急慢性支气管炎、支气管扩张、肺结核、肺炎、肺水肿，以及手术等引起的痰液黏稠、咳痰困难。儿童常规剂量：非急救情况下，以10%溶液喷雾吸入，每次1～3mL，每日2～3次。应避免同时服用强效镇咳药，以免稀化的痰液阻塞气道。

▶▶羧甲司坦

羧甲司坦的作用机制与N-乙酰半胱氨酸相似，还可以降低痰液的黏滞性，易于咳出。起效快，口服4小时后可见明显疗效。儿童每日30mg/kg，分3次服用。

让痰液走得更快些——调节痰液

▶▶溴己新

溴己新可促进溶酶体释出，使痰液中的黏多糖解聚，降低痰液的黏稠度；使气管、支气管的流变学特性恢复正常，黏痰减少，痰液稀释易于咳出；还能促进呼吸道黏膜的纤毛运动。主要用于肺或支气管慢性疾病有黏痰又不易咳出的患儿。儿童常规剂量：5岁以下，每次4mg，每日2次；5岁及以上，每次4mg，每日3次；12岁及以上，每次8～12mg，每日3次，口服给药。避免同时服用强效镇咳药。

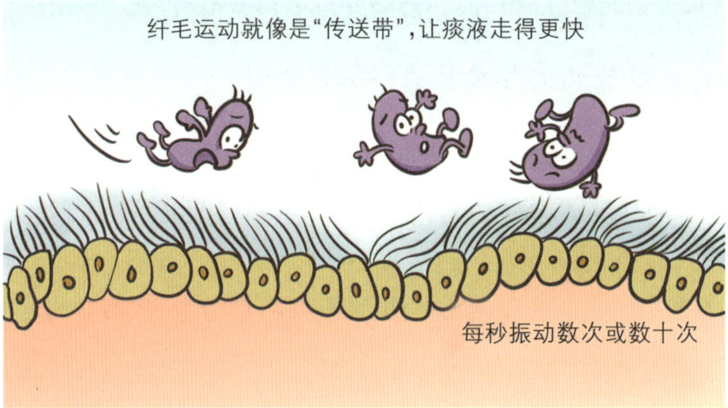

▶▶氨溴索

氨溴索可减少黏液腺分泌；使痰液中的酸性糖蛋白纤维断裂，抑制糖蛋白合成而降低痰液黏稠度；促进肺表面活性物质分泌，降低痰液对纤毛的黏着力，使痰液容易咳出，使痰液易于咳出。儿童常规剂量：口服，每日1.2～1.6mg/kg，分3次，餐后服用。

用药建议

宜先查明咳嗽、咳痰的原因，区别咳嗽性质和痰的性状，有针对性地选择祛痰药。糖浆剂不应用于母乳喂养的婴儿，因为糖可降低婴儿对母乳的兴趣。祛痰药多数可致恶心、呕吐，所以用量不宜过大，以免导致电解质紊乱。

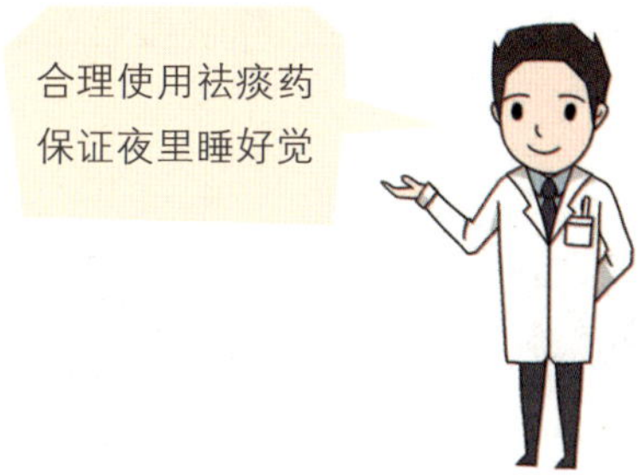
合理使用祛痰药
保证夜里睡好觉

哪些药物可能引起孩子哮喘发作?

历代医书对哮喘的论述和记载很多,《内经》有“喘鸣”“喘喝”之称;汉代张仲景《金匮要略》又名“上气”,并有“咳而上气,喉中水鸡声”的记载。元代朱丹溪《症因脉治》指出,“哮病之因,痰饮伏留,结成窠臼,潜伏于内,偶有七情之犯,饮食指尚,或外有时令之风寒,束其肌表,则哮喘之证作矣”。显而易见,古籍中早已记载了哮喘的诱因。实际上,过敏原(医学术语为“变应原”)及多种触发因素都可能引发哮喘的急性发作。了解哪些过敏原或触发因素是导致个人哮喘发作的诱因,并尽可能地避免或减少接触这些因素,对于提升患儿的生活质量和促进其健康成长具有积极的影响。

过敏原

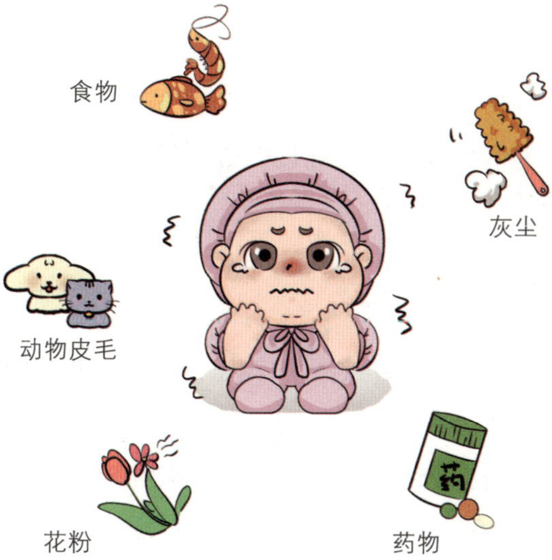
食物
灰尘
动物皮毛
花粉
药物

常见的诱发因素主要有食物、药物、呼吸道病原体、尘螨、花粉等室内外过敏原、运动等因素。

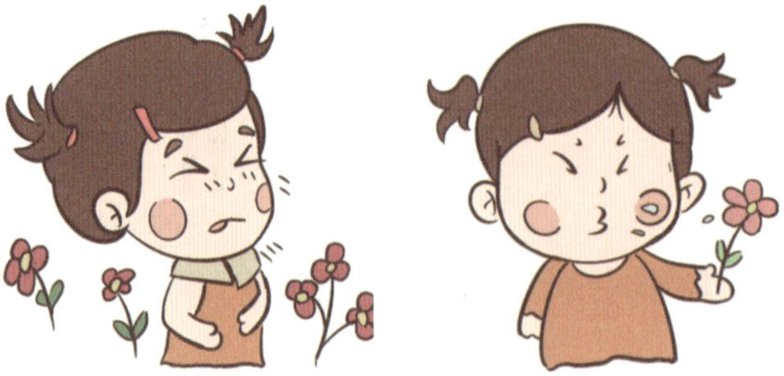

今天，药师就来说说诱发或加重哮喘的常见药物。

具有抗原作用的药物

常见的有青霉素类、头孢菌素类、林可霉素、多黏菌素B、四环素类、链霉素、红霉素、氯霉素、呋喃妥因、利福平等；疫苗、抗血清、血浆等；含动物性蛋白的中成药制剂等，这些药物作为抗原引起变态反应，使支气管收缩而致哮喘。

解热镇痛药

阿司匹林、贝诺酯等可抑制前列腺素（PG）合成，内源性支气管收缩物质处于优势，可诱发和加重哮喘发作。许多复方感冒药中常含有此类药物，家长们给孩子用药前应仔细阅读药品说明书，了解药物的主要成分或咨询医生或药师。

β受体阻滞剂

非选择性β受体阻滞剂普萘洛尔、噻吗洛尔等，使支气管平滑肌收缩而诱发或加重支气管哮喘，患儿应禁用普萘洛尔、噻吗洛尔等非选择性β受体阻滞剂，包括噻吗洛尔滴眼剂。选择性β受体阻滞剂美托洛尔、阿替洛尔等，对支气管平滑肌的收缩作用较弱，但仍需谨慎使用。

阿片类镇痛药

有吗啡、芬太尼等，该类药物可使平滑肌兴奋性增高，抑制呼吸及咳嗽反射并释放组胺，引起支气管收缩。

抗胆碱酯酶和拟胆碱药

新斯的明、溴吡斯的明等抗胆碱酯酶药，毛果芸香碱等拟胆碱药兴奋支气管平滑肌上的M受体，引起支气管收缩，诱发和加重支气管哮喘。

除了上述药物之外，还有许多可诱发或加重哮喘的药物，包括药品中的辅料。一方面，家长们在自行给有哮喘史的孩子用药前应详细询问医生或药师；另一方面，当孩子出现哮喘急性发作时，家长应及时察觉、采取缓解措施并就医。

- 在给有哮喘史的儿童使用药物时，应格外小心。
- 家长们自行给孩子用药前应仔细阅读药品说明书或咨询药师。
- 出现哮喘急性发作或症状加重应及时就医。

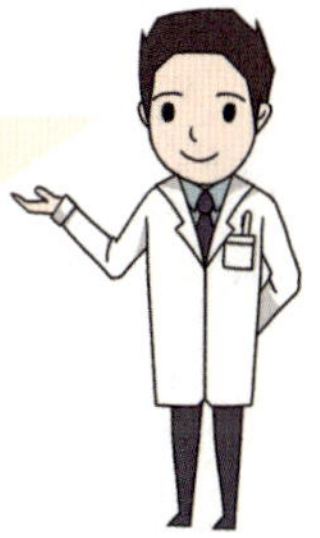

过敏性哮喘

既往长期认为，哮喘是一种典型的过敏性疾病。近30年的研究发现，哮喘的本质是气道慢性炎症，其病理生理特征主要为气道高反应性和气道重构，临床症状和气流受限具有可变性。近年来提出，哮喘是一种异质性疾病，具有不同的临床表型，而过敏性哮喘是其中一个重要的表型，在儿童哮喘中高达80%以上。

过敏性哮喘又称变应性哮喘或特应性哮喘，是指由过敏原引起和(或)触发的一类哮喘。过敏性哮喘主要受辅助T淋巴细胞2(Th2)免疫反应驱动，促进B细胞产生大量IgE和分泌炎症因子，刺激其他细胞产生一系列炎症介质。

过敏性哮喘往往于幼年起病，有家族史和明显的遗传倾向，常与其他过敏性疾病相关或共存,如湿疹、过敏性鼻炎、食物及药物过敏等。其中,过敏性鼻炎合并哮喘最为常见,并且未控制的鼻炎严重影响哮喘的控制。

过敏性哮喘往往累及患者的一生,病程较非过敏性哮喘更长。过敏性哮喘更易出现运动诱发的喘息,由于春、秋季节室外过敏原花粉高发,更易发生季节性病情加重。

过敏性哮喘常见过敏原

引起哮喘发病和触发哮喘症状的过敏原多达数百种,新的过敏原也陆续被发现。根据进入人体的方式,过敏原主要分为吸入性和食物性两大类,以下简要介绍与哮喘相关的主要过敏原。

常见吸入性(气传)过敏原

▶▶尘螨及其分布特点

在我国,尘螨是过敏性哮喘最主要的过敏原,对尘螨的过敏反应可发生在各个年龄段,多数过敏性哮喘的发生、发展和症状的持续与尘螨过敏密切相关。尘螨适宜生活在温暖潮湿的环境(22℃左右,湿度为60%~80%),一年四季均可繁殖。尘螨产生的过敏原主要来自其分泌物、排泄物及残骸。

▶▶花粉及其分布特点

气传性花粉是导致季节性过敏性哮喘的重要原因,尤其是合并过敏性鼻炎的患者。花粉浓度与患者症状的严重程度密切相关,花粉在我国主要分为春季花粉和夏、秋季花粉,春季花粉集中在3~5月,以柏树、法国梧桐树、白蜡树等常见。

▶▶真菌及其分布特点

常见的引起呼吸道过敏的真菌有曲霉菌属、念珠菌属等。霉菌主要分布在厨房和浴室,常见于家中腐烂的水果、蔬菜、肉食及衣履上,此外,在下水道、通风换气管道和水管中也可生长。

▶▶猫毛、狗毛及皮屑与其分布特点

猫、狗过敏原的致敏蛋白组分主要来自猫、狗的毛发及皮屑,此类过敏

原分布在居室内的灰尘、家具装饰中，主要通过空气传播，并可在空气中长时间滞留。

常见食物性过敏原

多种食物过敏原可通过摄入或吸入途径进入人体，诱发过敏反应。我国一项14岁以下哮喘儿童食物过敏的患病率及临床特点的多中心研究显示，最常引起哮喘儿童过敏反应的食物依次为鱼虾、鸡蛋、水果、牛奶、花生、豆类、坚果等，其中77.33%为单一食物过敏。不同地区间食物过敏原谱的差异与饮食结构、年龄、种族等多因素有关。

儿童过敏性哮喘的症状

哮喘是儿童时期最常见的慢性气道疾病，其症状具有以下特征：诱因多样性、反复发作性、时间节律性、季节性、可逆性。临床表现为反复发作可逆性的咳嗽和喘息，以夜间和清晨为重。发作前可有流涕、打喷嚏和胸闷，轻者仅有轻度咳嗽和(或)胸闷，严重者可有呼吸困难、憋气，呼气相延长伴有明显喘鸣音，活动、睡眠受限。

儿童过敏性哮喘的治疗

儿童过敏性哮喘的治疗需要建立在医护人员和患儿家庭良好的伙伴关系基础上，通过规范的治疗和管理，绝大多数儿童可获得良好的控制。吸入疗法仍然是治疗儿童哮喘的主要给药方法，要获得最佳治疗效果，选择合适的吸入装置、反复教授使用方法非常重要，对低龄患儿，通过带单向活瓣的储雾罐使用压力定量吸入剂亦可取得很好的效果。吸入性糖皮质激素(ICS)是首选的控制性药物，儿童哮喘升级治疗主要以增加ICS剂量为主，也可选择低剂量ICS联合白三烯受体拮抗剂。长期吸入低至中等剂量的ICS是安全的。白三烯受体拮抗剂可减少2~5岁患儿病毒诱发的喘息次数，也可单独应用于轻度持续哮喘的治疗或预防运动诱发性支气管痉挛，尤其适用于无法应用或不愿使用ICS或伴过敏性鼻炎的患儿，但总体效果不如ICS。以β_2受体激动药为代表的缓解药物也发挥着重要作用。

孩子哮喘，吃什么药？

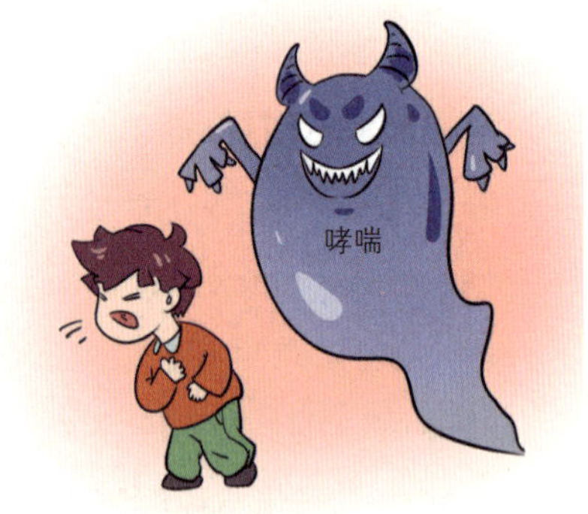

喘、咳、痰是呼吸系统的常见症状，其中支气管哮喘是儿童常见的慢性气道疾病。哮喘影响着儿童健康和生长发育，并且具有反复发作、不易根治的特点，所以长期以来家长们深受困扰。

但是不要愁，儿科药师来帮您，只要进行规范的治疗，用对药，大多数孩子都可达到临床控制。下面，儿科药师给家长们介绍几种儿童常用的平喘药。

糖皮质激素

代表药物：二丙酸倍氯米松、布地奈德和丙酸氟替卡松。

糖皮质激素具有强大的抗炎功能，是长期控制哮喘的首选药，长期局部用药不良反应包括声音嘶哑、咽部不适和口腔念珠菌感染。吸药后清水漱口、加用储雾罐或选用干粉吸入剂等方法可减少其发生率。局部大剂量应用可抑制儿童生长发育、骨质代谢、下丘脑-垂体-肾上腺轴功能，但不良反应远比口服制剂轻微。

抗白三烯药物

代表药物：孟鲁司特等。

白三烯是哮喘发病过程中的一种重要炎性介质，通过阻断白三烯的作用可抑制血管通透性增加、气道嗜酸性粒细胞浸润和支气管痉挛。该药耐受性好，不良反应少，服用方便，是儿科的常用平喘药。

支气管扩张药物

代表药物：长效β_2受体激动剂（沙美特罗、盐酸丙卡特罗），短效β_2受体激动剂（硫酸沙丁胺醇、硫酸特布他林），茶碱等。

$β_2$受体激动剂广泛用于急性哮喘发作，适用于各年龄段儿童，临床上常常将糖皮质激素与$β_2$受体激动剂联合应用，可增加患儿的依从性、减少较大剂量糖皮质激素的不良反应。但由于茶碱类不良反应多，临床上一般不作为首选药。

M胆碱受体阻断药

代表药物：短效的异丙托溴铵和长效的噻托溴铵。

该类药通过阻断支气管平滑肌M受体，从而发挥平喘作用，其作用比$β_2$受体激动剂弱，起效也较慢，但长期使用不易产生耐药，并且不良反应少，如使口腔干燥有苦味，常与$β_2$受体激动剂合用，使支气管舒张作用增强并持久。

过敏介质阻滞剂

代表药物：酮替芬。

通过阻滞过敏介质的释放，发挥平喘作用。

哮喘早期预防

- 母亲妊娠及婴儿出生后避免接触二手烟环境。
- 提倡自然分娩。
- 鼓励母乳喂养。
- 出生1年内婴儿尽量避免使用广谱抗菌药。
- 避免接触诱发哮喘发作的因素。

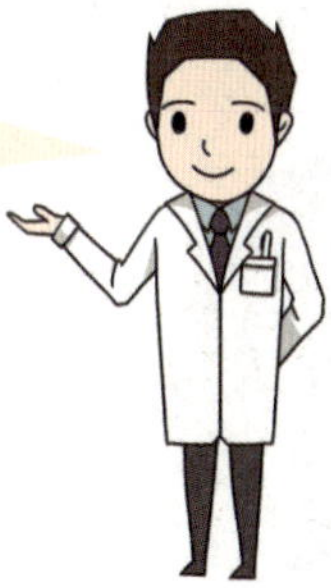

感冒药，怎样选用更合理有效?

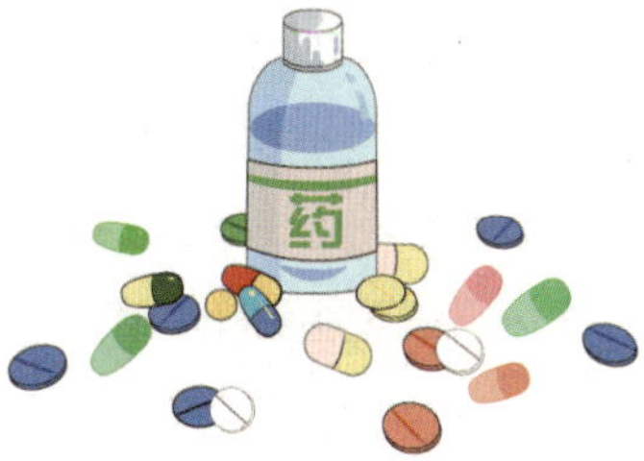

提到感冒药，您耳熟能详的名字有哪些？新康泰克、快克，哪个更新更快？“白加黑”，白天服“白”片，晚上吃“黑”片，如果服用颠倒了还能治感冒吗？感冒药种类繁多，不同商品名的感冒药常含有同一种成分，重复使用极易引起不良反应。今天，药师带您了解一下感冒药的缤纷世界。

什么是普通感冒

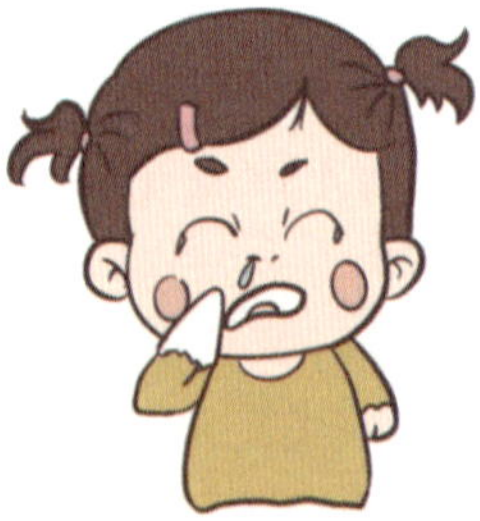

普通感冒即急性鼻咽炎，是上呼吸道感染的一个最常见类型，以打喷嚏、鼻塞、流涕等卡他症状为主，咳嗽亦是临床常见症状，可伴或不伴有咽痛、发热或肌肉疼痛等症状。大部分由病毒引起，鼻病毒是引起普通感冒最常见的病原体，其他病毒包括冠状病毒、副流感病毒、呼吸道合胞病毒等。营养不良、过度疲劳、着凉或缺乏锻炼也是普通感冒的诱因。

普通感冒具有一定的自限性，症状较轻无须药物治疗，症状明显、影响日常生活则需服药。目前治疗感冒尚无特效抗病毒药物，因此，对于普通感冒，临床以对症治疗、缓解感冒症状为主，建议患儿尽量加强休息，适当补充水分，保持室内空气流通，避免继发细菌感染。

解密感冒药组成成分的排列组合

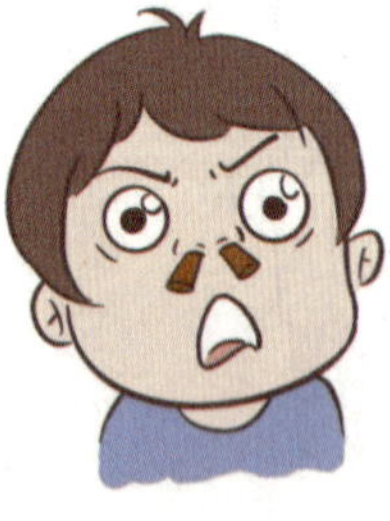

目前市场上的感冒药大多为复方制剂，成分相同或相近，作用大同小异，因此，复方抗感冒药应只选其中的1种。

▶▶减充血剂-鼻子通气——这个必须有

减充血剂能使肿胀的鼻黏膜血管收缩，缓解鼻塞等症状。伪麻黄碱是儿科最常用的口服鼻减充血剂。

▶▶抗组胺药——难以抗拒的困倦

抗组胺药通过阻断组胺受体抑制小血管扩张，降低血管通透性，消除或减轻打喷嚏和流涕等症状。氯苯那敏有助于减少鼻咽分泌物，会有中枢抑制作用，表现为镇静、嗜睡作用。“白加黑”的“黑”片（蓝色）含有苯海拉明，如果白天吃会精神不振的。

减充血剂和抗组胺药如影随形，作为经典复方组合，推荐用于治疗早期仅有鼻部卡他症状的感冒。

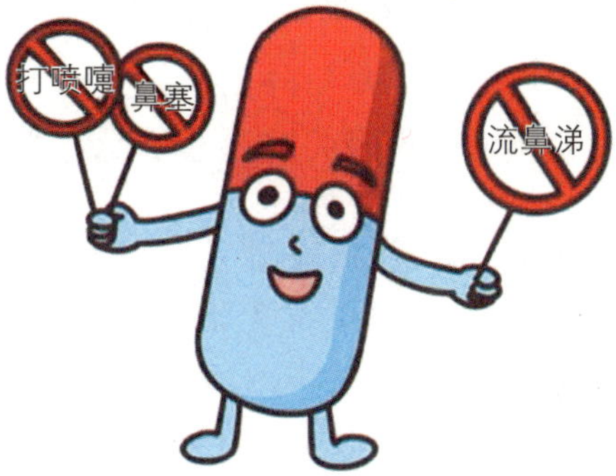

▶▶解热镇痛抗炎药——这个可以有

对乙酰氨基酚，英文名为Paracetamol，音译过来就是扑热息痛——扑灭体热，平息疼痛，是不是很形象？有没有想到消防器材？

它通过减少前列腺素合成，扩张周围血管发挥出汗散热的作用，用于缓解发热、咽痛和全身酸痛等症状。

布洛芬有抗炎作用，治疗儿童高热安全、有效、持续时间长，常规剂量使用时不良反应低。

如果感冒药中含有这两种成分，就不要再单独使用退热药了。

▶▶镇咳药——静音键

右美沙芬：中枢性镇咳药，通过抑制延髓咳嗽中枢起镇咳作用，对刺激性干咳和频繁、剧烈的咳嗽效果好，没有成瘾性，是目前使用最广泛的治疗上呼吸道感染致急性咳嗽的镇咳药之一。感冒药名称中的"美"字指的都是它。

▶▶祛痰药——也很重要

祛痰药可以增加分泌物的排出量，降低分泌物黏稠度，使痰液变稀、易于咳出。常用祛痰药包括愈创木酚甘油醚、氨溴索。

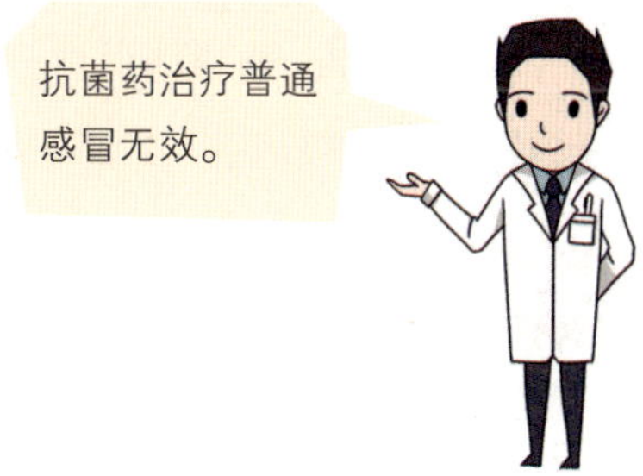

感冒是一种自限性疾病，症状较轻时，通常无须药物治疗，若症状明显，影响日常生活，则须服药，以对症治疗为主。因此，普通感冒用药不应超过7天，如果1周后上述症状仍未明显好转或消失，应及时去医院明确诊断，给予进一步治疗。

普通感冒不"普通"，合理用药最关键。感冒药，您选对了吗？

儿童感冒用药误区，您知道几个？

简单介绍儿童感冒

儿童感冒起病急，鼻咽部以卡他症状为主。

年长儿

咽痒、咽痛，可伴流泪、咳嗽和少量咳痰等症状，全身症状轻、发热不明显或仅有低热。

卡他症状

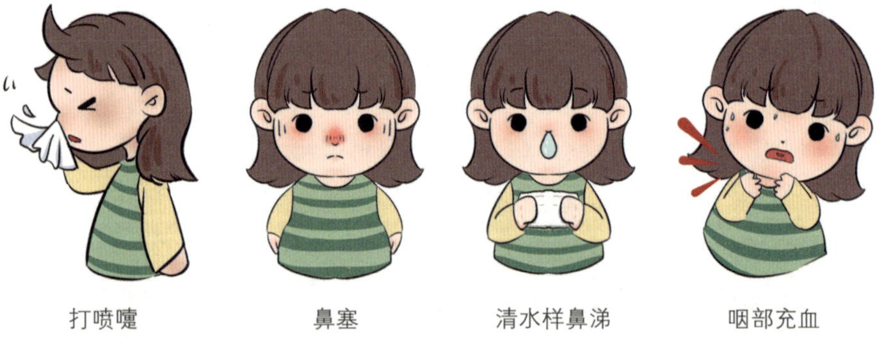

婴幼儿

可骤然起病，鼻咽部卡他症状不显著，全身症状较重，呈高热、咳嗽、食欲减退，可伴有腹痛、呕吐、腹泻、烦躁等，甚至热性惊厥。

误区1

感冒了，发热了，赶紧给孩子喝退热药！要立刻、马上退热！

药师提醒您

★发热不全是坏事。发热时人体的各种免疫功能都优于体温正常时。

★过早地用药物强行降温，会损伤人体的自然防御能力，有可能使病程延长，甚至掩盖症状。

★宝宝体温<38.5℃时，可定时监测体温，随时观察宝宝的精神状态，必要时采取物理降温；宝宝体温≥38.5℃和（或）出现明显不适时，可给宝宝口服退热药，同时配合物理降温。

误区 2

退热药，要吃就吃安乃近，退热快！啥，不让用？不良反应大？孩子就是吃安乃近长大的，一点儿问题都没有！

药师提醒您

★不可以吃！安乃近可能引起血液系统严重不良反应（如粒细胞缺乏症、血小板减少性紫癜、再生障碍性贫血等）和严重过敏反应（如重症药疹、过敏性休克）等，仅用于病情急重，并且无其他有效药品治疗的情况。

★1977年，美国新药安乃近申请的许可被撤销，2018年，欧洲药品管理局限制使用。2020年3月18日起，我国禁用了安乃近注射液等，并对安乃近片、复方青蒿安乃近片、重感灵片、重感灵胶囊（含有安乃近）的说明书进行修订，明确规定其禁用于18岁以下的儿童和青少年。

误区 3

退热药和复方感冒药一起吃，好得快！

药师提醒您

★不可以！如必须使用，需要在医生或药师的指导下服用。

★复方感冒药中通常含有退热药成分，如对乙酰氨基酚、布洛芬等，和退热药同时服用，容易造成重复用药，引起毒性反应等。

★退热药如对乙酰氨基酚摄入过量，容易对宝宝的肝肾造成伤害。

★最好给宝宝选用单一成分的药物，用药前须仔细阅读说明书的“成分”项，避免重复用药。

误区 4

给孩子吃头孢了没？不吃“消炎药”，感冒怎么好呢？

药师提醒您

★普通感冒无须使用抗菌药。感冒是由病毒（如鼻病毒、冠状病毒、呼吸道合胞病毒、副流感病毒、腺病毒等）引起的，而“消炎药”主要针对细菌感染。

★盲目使用抗菌药可能导致细菌耐药，后果严重。

★明确诊断为细菌感染或继发细菌感染后，可在医生的指导下使用抗菌药。

误区 5

听隔壁王伯伯说，奥司他韦治疗感冒效果特别好！

药师提醒您

★奥司他韦可以选择性抑制流感病毒（包括甲型和乙型）表面的神经氨酸酶，是目前治疗流感的常用抗病毒药物。

★奥司他韦对引起感冒的其他病毒均无抑制作用，并且目前没有针对这些病毒的特异性药物。

★如无法区分普通感冒与流感，可先带孩子就医。

误区 6

啥都别说了，还是中成药疗效好！西药不良反应大，中药吃着放心！

药师提醒您

★很多中成药的说明书中没有标明具体的不良反应，在“不良反应”项下写着“尚不明确”，这不是说它们没有不良反应，只是这些药物缺乏充分的临床试验数据。中成药不一定比西药安全。

★中医治疗讲究辨证施治，感冒有风热型、风寒型等，非专业人员很难自行判断。

★对于中西药联合应用的合理使用、配伍禁忌等，非专业人员无法把握。需要在医生或药师的指导下使用。

误区 7

吃药治感冒好得太慢了，咱们带孩子去医院，让医生给孩子输液！

药师提醒您

★不合理的输液，不但疗效不好，还会增加医疗事故的发生，特别是儿童输液问题。

★医院要遵循WHO提倡的“能口服就不注射，能肌内注射的就不静脉注射”的用药原则合理用药。

★《2021年国家医疗质量安全改进目标》中提出10项改进目标，“降低静脉输液率”在十大目标之列。

★各省市发布关于加强基层医疗卫生机构静脉输液管理的通知，确定53种无须输液治疗的常见病、多发病，普通感冒居首位。

孩子发热了，如何选择退热药？

发热是指体温超过正常范围高限，是小儿疾病最常见的症状之一。发热是一种防御性反应，但高热可引起并发症，此时需要用一些药物对症治疗。

退热药俗称“退烧药”，通用名称是解热镇痛抗炎药，是一类具有解热、镇痛作用，大多数还有抗炎、抗风湿作用的药物。解热机制是抑制下丘脑体温调节中枢的环氧合酶活性，从而抑制前列腺素的合成。其仅使高热体温降至正常，对正常体温无影响；仅影响散热过程，不影响产热程。

如何选择和使用退热药

2月龄以上，肛温≥39.0℃（口温38.5℃，腋温38.2℃），或因发热出现了不舒适和情绪低落的发热儿童，推荐口服对乙酰氨基酚，剂量为每次15mg/kg，2次用药的最短间隔时间为6小时。该药还可用于感冒发热、关节痛、头痛、神经痛和肌肉痛等。对阿司匹林过敏者慎用，肝肾功能不全者慎用，对本品过敏者禁用，过敏体质者慎用。

6月龄以上的儿童，推荐使用对乙酰氨基酚或布洛芬。布洛芬的剂量为每次10mg/kg，2次用药的最短间隔为6～8小时，布洛芬与对乙酰氨基酚的退热效果和安全性相似。布洛芬还可以缓解由普通感冒、流感等引起的轻度头痛、咽痛、牙痛等。有消化道溃疡病史的患儿、肾功能不全患者，以及心功能不全及高血压患儿慎用。

推荐说明

该推荐来自WHO制定的儿童常见疾病管理指南关于发热儿童管理的推荐意见和FDA批准的儿童用布洛芬、对乙酰氨基酚混悬液药物说明书。退热药的用药量不可过大，以免出汗过多引起虚脱。糖皮质激素不能作为退热药用于儿童退热。

儿童发热用药误区

误区1：滥用抗菌药

抗菌药是对细菌有抑制或杀灭作用的药物。

滥用抗菌药不但不起治疗作用，反而会降低白细胞，降低身体抵抗力，给患儿带来危害，应用不当还会产生耐药性。

误区2：滥用激素

激素会造成体温大幅度反复升降，容易造成虚脱、水电解质紊乱、脱水热。

经常使用激素，会抑制人体免疫系统，降低人体抵抗力，诱发或加重感染，还易产生激素依赖性。

误区3:重复使用退热药

降温过快并不表示病情的好转。

滥用会引起小儿大汗淋漓,出现虚脱反应。

误区4:滥用清热解毒药

清热解毒药用得对症,高热往往立即可退,但如果用得不妥,往往会反增其热。

清热解毒药大多苦寒伤胃,儿童服用后容易拉肚子。

儿童常用退热药

▶▶对乙酰氨基酚

对乙酰氨基酚为2个月以上婴儿和儿童高热的首选退热药;剂量为每次10~15mg/kg,每4~6小时1次,每天不超过4次;<2个月的婴儿应慎用。

▶▶布洛芬

布洛芬可为6个月以上的儿童和成人解热镇痛;12岁以下的儿童每次口服5~10mg/kg;<6个月的婴儿应慎用。

儿童体温超过38.5℃才能服用退热药。无论选择哪款退热药,24小时内服用不要超过4次。切记,对乙酰氨基酚与布洛芬在一定情况下可交替服用,但不能同时服用,具体方法要谨遵医嘱。

■ 退热药有一些特殊剂型,应该如何正确使用?

很多家长选择退热栓而非口服退热药的理由是,退热栓是外用药,没什么不良反应,而口服药对肝肾不好。真的是这样吗?

儿童退热栓属于栓剂。栓剂系指药物与适宜基质制成的供腔道给药的固体制剂,可发挥局部或全身作用。

儿童退热栓的吸收部位在直肠,无肝脏首过效应(也就是说,进入血液循环的原形药量较口服给药有所增加),而且可以避免药物对胃黏膜的刺激。药物通过直肠静脉吸收后，进入全身血液循环，到达作用部位起效，之后还要通过血液循环送达肝脏被代谢灭活，即通常所说的肝脏解毒作用。

因此，无论是口服退热药，还是外用退热栓剂，都需要经肝脏代谢解毒。儿童退热栓虽然是外用药，但若使用过量同样会造成肝损伤(表2.1)。

表2.1　常用儿童退热栓对照表

品名	主要成分	用法用量	禁忌
对乙酰氨基酚栓(小儿)	本品每粒含主要成分对乙酰氨基酚0.125g	直肠给药。1~6岁儿童每次1粒，塞入肛门，若持续发热或疼痛，可间隔4~6小时重复用药1次，24小时内不超过4粒	严重肝肾功能不全者禁用
复方小儿退热栓	每粒含人工牛黄5mg、南板蓝根浸膏50mg、对乙酰氨基酚150mg	直肠给药，1~3岁小儿每次1粒，每日1次，3~6岁每次1粒，每日2次	严重肝肾功能不全者禁用
小儿布洛芬栓	本品主要成分为布洛芬50mg	直肠给药：1~3岁小儿，每次一粒(塞入肛门)。若持续疼痛或发热，可间隔4~6小时重复用药1次，24小时内不超过4粒	对本品和其他非甾体抗炎药过敏者禁用；对阿司匹林过敏的哮喘患者禁用

退热栓的使用方法

▶▶ 家长先洗净双手及宝宝的肛门，然后取下一枚栓粒。

▶▶ 可让宝宝趴在家长腿上，将栓粒的尖端(圆锥头一端)轻轻塞入肛门，用手轻推至完全塞入，使栓粒尾端距离肛门口约2cm。

退热栓使用注意事项

▶▶ 宝宝使用退热栓时，不可同时口服同种药物。

▶▶ 栓剂应在阴凉干燥处保存，不能放置在温度较高的地方，如因高温软化变形,可浸入冷水或冰箱,数分钟后取出再用,不会影响药效。

如果误服了栓剂,对身体危害大吗?

现在市面上出现的很多栓剂外观和我们常见的口服胶囊剂型的外观类似,所以就出现了"傻傻分不清"的情况。实际上,大部分栓剂略大一点,所以看到"大胶囊"时,应仔细阅读说明书或者向医生或药师咨询。

如果是偶然服用,不用过分担心,因为栓剂基质大多可用作食品添加剂或作为口服药品的辅料,成分较为安全。栓剂被误服后,经胃肠道黏膜吸收入血。如果偶然一次误服退热栓,大概率是不会造成严重后果的,只需观察即可,如有明显不适请立即就医。

远离流感,如何预防?

伴随着气温逐渐降低,流感的高发季节悄然降临。儿童不仅是流感的易感人群,也是流感重症和死亡的高危人群,应给予高度重视。说到这里,有些家长难免会感到焦虑,会有各种疑虑——怎么为孩子预防流感?万一孩子得了流感怎么办?是不是得了流感就很危险?如何平稳地度过流感高发季节,需要我们共同努力。

什么是流感

流感是流感病毒引起的一种急性呼吸道传染病,甲型和乙型流感病毒每年呈季节性流行,其中甲型流感病毒可引起全球大流行。全国流感监测结果显示,每年10月我国各地陆续进入流感冬、春季流行季节。

流感不是普通感冒

流感的全身症状比普通感冒重,主要以发热、头痛、肌痛和全身不适起病,体温可达39~40℃,可有畏寒、寒战,多伴有肌肉关节酸痛、乏力、食欲减退等全身症状,常有咽喉痛、干咳,可有鼻塞、流涕、胸骨后不适、颜面潮红、眼结膜充血等。具体见表2.2。

表2.2 普通感冒与流感的区别

	普通感冒	流感
病原体	不是传染病，主要由呼吸道病毒感染导致，常见的有鼻病毒、副流感病毒、呼吸道合胞病毒、埃可病毒、柯萨奇病毒、腺病毒等	丙类传染病，由流感病毒感染引起，分为甲、乙、丙、丁4型。目前感染人的主要是甲型流感病毒中的H1N1、H3N2亚型及乙型流感病毒中的Victoria和Yamagata系
流行病学	全年可发病，多为散发，没有明显季节性	多发生于冬、春季，常发生局部甚至大范围暴发流行
临床表现	多全身症状轻微而局部症状明显。一般无发热，多呈自限性	常有明显发热，伴全身症状
易感人群及严重程度	人群普遍易感，少有严重的并发症，严重程度较低	人群普遍易感，可引起全身各系统的并发症，重症病例可因呼吸或多脏器衰竭而死亡。年龄在5岁以下的儿童较易发展为重症病例(年龄在2岁以下更易发生严重并发症)
治疗	对症、支持治疗	早期应用抗病毒药物治疗，坚持预防隔离与药物治疗并重、对因治疗与对症治疗并重

流感的传播

流感患者和隐性感染者是流感的主要传染源，从潜伏期末到发病的急性期都有传染性。流感病毒主要通过打喷嚏和咳嗽等飞沫传播，经口腔、鼻腔、眼睛等黏膜直接或间接接触感染。接触被病毒污染的物品也可通过上述途径感染。在特定场所，如人群密集且密闭或通风不良的房间内，也可能通过气溶胶的形式传播，须引起警惕。

如何预防流感

接种流感疫苗是预防流感最有效的手段，可降低接种者罹患流感和发生严重并发症的风险。药物预防不能代替疫苗接种。此外，保持良好的个人卫生习惯是预防流感等呼吸道传染病的重要手段。

《流行性感冒诊疗方案(2019年版)》推荐60岁及以上老年人、6月龄至5岁的儿童、孕妇、6月龄以下儿童的家庭成员和看护人员、慢性病患者和医务人员等重点人群,每年优先接种流感疫苗。

流感的治疗

▶▶ 对症治疗

高热者可进行物理降温,或应用解热药物(儿童忌用阿司匹林或含阿司匹林药物及其他水杨酸制剂进行退热);咳嗽咳痰严重者给予止咳祛痰药物。

▶▶ 抗病毒治疗

对于重症或有重症流感高危因素的患者,应尽早给予经验性抗流感病毒治疗。发病48小时内进行抗病毒治疗可减少并发症、降低死亡率、缩短住院时间;发病时间超过48小时的重症患者依然可从抗病毒治疗中获益。非重症且无重症流感高危因素的患者,在发病48小时内,充分评价风险和收益后,再考虑是否给予抗病毒治疗。

神经氨酸酶抑制剂(NAI)仍是首选抗流感药物。其对甲、乙型流感均有效,包括如下几种。

奥司他韦(胶囊/颗粒)

1岁以下儿童推荐剂量:0~8月龄,每次3.0mg/kg,每日2次;9~11月龄,每次3.5mg/kg,每日2次。1岁及以上年龄儿童推荐剂量:体重<15kg者,每次30mg,每日2次;体重15~23kg者,每次45mg,每日2次;体重23~40kg者,每次60mg,每日2次;体重>40kg者,每次75mg,每日2次。疗程为5天,重症患者疗程可适当延长。

扎那米韦(吸入喷雾剂)

针对不能口服的患者,适用于成人及7岁以上青少年。用法:每次10mg,每天2次(间隔12小时),疗程5天。

帕拉米韦
30天内新生儿6mg/kg，31~90天的婴儿8mg/kg，91天~17岁的儿童10mg/kg，静脉滴注，每日1次，1~5天，重症患者疗程可适当延长。

此外，重症患儿不主张联合应用2种NAI，也不建议增加药物剂量。

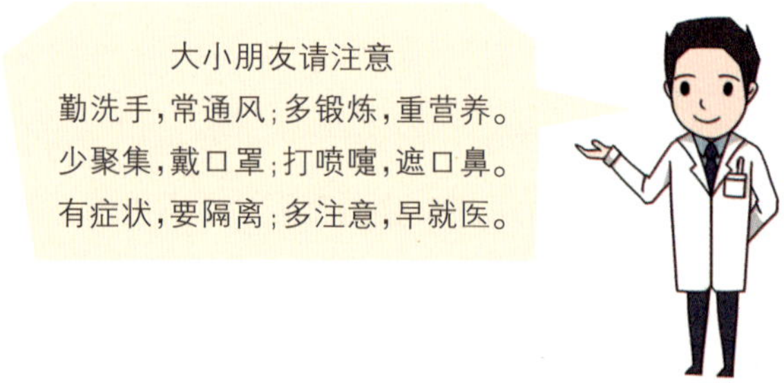

磷酸奥司他韦干混悬剂，使用方法知多少？

磷酸奥司他韦是治疗流感病毒感染的有效药物之一，也最为常用。市售的奥司他韦除了胶囊剂、颗粒剂，还有干混悬剂。那么，如何使用磷酸奥司他韦干混悬剂呢？

第一步：配制磷酸奥司他韦混悬液

需要准备的材料如下。

- 装有磷酸奥司他韦干混悬剂粉末的药品（已在药品包装内）。
- 瓶盖（已在药品包装内）。
- 塑料内塞（已在药品包装内）。
- 塑料量杯（已在药品包装内）。
- 水。

操作步骤如下。

- 拍瓶身，使药粉松散。
- 用量杯取55mL水（建议使用常温水）。
- 向药瓶内加全量水后，拧紧瓶盖，水平画圈晃动15秒，使药粉充分混匀、分散，避免上下晃动或剧烈振荡药瓶产生过多的泡沫。

注意，无论服用多少量，都需要将55mL水全部加入瓶内。

▶▶ 拧开瓶盖，将塑料内塞压入玻璃瓶瓶颈（内塞不再取下）。

▶▶ 再次拧紧瓶盖。

自此，磷酸奥司他韦混悬液就配制完成了。

磷酸奥司他韦干混悬剂药粉瓶

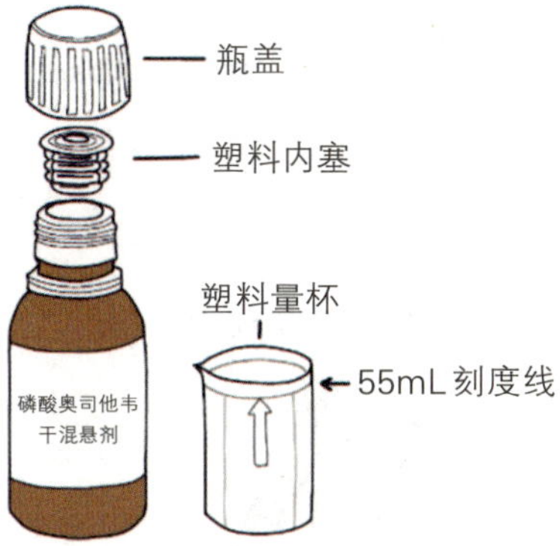

第二步：量取和服用正确的剂量

准备步骤如下。

▶▶ 一瓶配好的磷酸奥司他韦混悬液（按上述步骤配制）。

▶▶ 根据剂量需要，准备3mL或10mL的给药器（均已在药品包装内）。如需要剂量为1~3mL，则使用3mL给药器；如需要剂量为3~10mL，则使用10mL给药器。

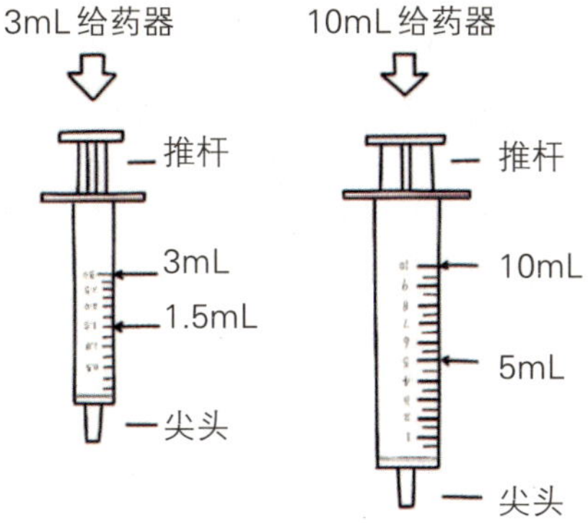

取药步骤如下。

▶▶ 振摇瓶身，混匀药物

注意，每次使用前都需要振摇。

▶▶ 准备给药器

根据需要服用的剂量，取3mL(小号)或10mL(大号)给药器。将推杆推至给药器的尖头位置。

▶▶ 量取准确的剂量

拧开瓶盖，将给药器的尖头插入塑料内塞，将瓶子和给药器一起倒过来。轻轻地将推杆往外拉，将药液吸入给药器。按照应该服用的剂量，拉至对应的刻度。将瓶子和给药器恢复正位，从瓶中拔下给药器。

将药液吸入给药器

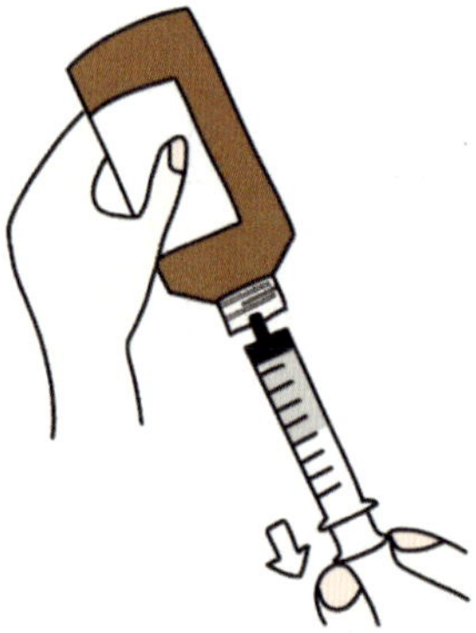

▶▶ 服药

直接将给药器放入患儿的口腔，轻推推杆，确保药液都被咽下。

服药后可以正常饮食。

▶▶ 旋紧瓶盖，避光置于儿童不易触及的地方

注意，给药完毕后须清洁给药器。将给药器的推杆拉出来，用流动的水分别清洗给药器的两个部分。

关于保存

将配制好的混悬液冷藏储存于2～8℃环境中，不得超过17天，不得冷

冻；或在25℃（允许短期在15～30℃）环境中储存不得超过10天。

关于磷酸奥司他韦干混悬剂的正确使用与保存，您了解了吗？另外，药师提醒您，奥司他韦干混悬剂是处方药，应由医生开具，家长们不可自行给孩子用药。

儿童流感，奥司他韦和玛巴洛沙韦怎么选？

儿童是流感病毒感染的高危人群之一。很多家长都知道，孩子得了流感，一般都会用到奥司他韦。有些家长发现，自己得了流感，医生开具了玛巴洛沙韦。那么，这个药能给孩子吃吗？它与奥司他韦有什么不同？

玛巴洛沙韦是一种前药，通过水解转化为活性代谢产物巴洛沙韦。巴洛沙韦抑制聚合酶酸性蛋白（病毒基因转录所需RNA聚合酶复合物中的一种流感病毒特异性酶）的核酸内切酶活性，从而抑制流感病毒复制。而奥司他韦是神经氨酸酶抑制剂，它阻断神经氨酸酶活性，从而阻止新形成的病毒颗粒从细胞中释放。

查阅玛巴洛沙韦片的药品说明书，我们可以看到其“适应证”项下为“本品适用于既往健康的成人和5周岁及以上单纯性甲型和乙型流感患者，或存在流感相关并发症高风险的成人和12岁以上儿童流感患者”。对于成人、青少年和儿童（≥5岁）患者，在症状出现后48小时内单次服用玛巴洛沙韦片，用量见表2.3。

表2.3 玛巴洛沙韦单次口服剂量

患者体重(kg)	推荐单次口服剂量
≥20kg至<80kg	40mg
≥80kg	80mg

玛巴洛沙韦干混悬剂的药品说明书“适应证”项下为“本品适用于5至12岁单纯性甲型和乙型流感儿童患者，包括既往健康的患者及存在流感并发症高风险的患者”。对于5~12岁儿童患者，在症状出现后48小时内单次服用玛巴洛沙韦干混悬剂，用量见表2.4。

表2.4 玛巴洛沙韦干混悬剂

患者体重(kg)	推荐单次口服剂量
<20kg	2mg/kg
≥20kg至<80kg	40mg
≥80kg	80mg

《儿童流感诊断与治疗专家共识(2020年版)》给出了所有年龄段儿童使用奥司他韦治疗流感的剂量:0~8月龄患儿,3mg/kg,每日2次;9~11月龄患儿,3.5mg/kg,每日2次;≥12月患儿用量见表2.5。

表2.5 1岁以上儿童推荐剂量

体重	推荐剂量(服用5天)
≤15kg	30mg,每日2次
15~23kg	45mg,每日2次
23~40kg	60mg,每日2次
>40kg	75mg,每日2次

因此,药师建议5岁以下的儿童可选择奥司他韦颗粒剂和奥司他韦干混悬剂,更方便控制剂量和服用。5岁以上的儿童可在除以上两种剂型外,选择奥司他韦胶囊剂、玛巴洛沙韦干混悬剂、玛巴洛沙韦片(体重≥20kg)。体重≥20kg且能够吞咽片剂的儿童可以接受玛巴洛沙韦片的治疗。需要注意的是,玛巴洛沙韦可与或不与食物同服,应避免与乳制品、钙强化饮料、含高价阳离子的泻药、抗酸药或口服补充剂(如钙、铁、镁、硒或锌)同时服用。

奥司他韦和玛巴洛沙韦都是处方药,须经医生诊断评估和开具处方后再使用。此外,在流感流行高峰期,须多注意环境卫生,做好个人防护。

儿童肺炎支原体肺炎,您了解吗?

作为儿科调剂药师,我们在窗口的工作中经常遇到因肺炎支原体感染前来取药的患儿家属,宝宝生病的样子令家长们心疼不已。2023年2月,国家卫生健康委印发了最新的儿童肺炎支原体肺炎(MPP)诊疗指南,下面就由药师带您一起简单梳理一下指南中关于这种疾病的要点及合理用药知识。

MPP多见于5岁以上儿童，是我国社区获得性肺炎最常见的类型，目前认为MPP的发病机制主要有以下两种：①肺炎支原体侵入呼吸道，造成呼吸道上皮细胞的直接损伤；②宿主对肺炎支原体感染的异常免疫应答导致肺内外免疫损伤。

患儿以发热、咳嗽为主，持续高热时提示病情较重，婴幼儿多见喘息症状；可通过胸部X线片或CT等影像学检查判断病情的严重程度；结合肺炎支原体DNA或RNA检测，或血清抗体测定可进行诊断。

MPP患儿的诊治以早期发现重症和危重症病例、合理救治、避免死亡和后遗症为核心，由于其呈异质性表现，需进行临床分型以制订个体化的治疗方案，积极地进行抗感染及抗炎治疗。

常规治疗

首先，要密切关注患儿的病情变化，充分休息，补充水和电解质，咳嗽的患儿可以使用一些镇咳祛痰药。

抗感染治疗

当患儿确诊肺炎支原体感染时，首选治疗药物为大环内酯类的抗菌药，如阿奇霉素、克拉霉素、红霉素等。阿奇霉素的疗程为3天，必要时可延长至5天。病情严重的患儿也可以使用阿奇霉素静脉滴注，临床症状改善后可转换为口服给药。婴幼儿用药时尤其要慎重。此外，由于我国大环内酯类药物耐药的肺炎支原体感染较普遍，因此，当使用该类药物72小时后，家属们要记得带宝宝复诊，进行药物疗效评价。

抗耐药肺炎支原体感染

可使用新型四环素类药物进行治疗，如多西环素、米诺环素等，但该类药物可能会导致牙齿发黄及牙釉质发育问题，在8岁以下的儿童中使用时需充分评估。米诺环素的作用相对较强，但其前庭和耳毒性较大，可能会引起眩晕、头痛等；多西环素较安全，在推荐剂量使用时尚无持久牙齿黄染的报道。

喹诺酮类抗菌药口服或静脉滴注，如左氧氟沙星、莫西沙星等，但该类药物存在引起幼年动物软骨损伤和人类肌腱断裂的风险，其在18岁以下儿童中使用属于超说明书用药，应充分评估利弊。

混合感染

若患儿合并金黄色葡萄球菌或肺炎链球菌感染，可联合应用2、3代头孢菌素类抗菌药；合并流感病毒、鼻病毒或呼吸道合胞病毒感染时，可联用抗病毒药物或对症治疗；合并真菌感染的患儿，可使用抗真菌药如氟康唑、卡泊芬净、伏立康唑等。

其他治疗

重症患儿可使用糖皮质激素进行抗炎治疗。此外，依据辨证施治的原则，可选用具有清热宣肺功效的中药等。

MPP的最佳治疗窗口期为发热后的5～10天内，14天后仍发热、病情无好转的患儿常遗留后遗症。因此，若孩子出现了发热、咳嗽，伴有头痛、流涕、咽痛等症状，家长们应及时带其就医，进行相关的实验室或病原学检查后，方可遵医嘱用药。

阿奇霉素“服三停四”是什么意思?

作为儿科调剂药师，我们在窗口的工作中，经常会遇到家长们前来询问阿奇霉素处方中“服三停四”的具体“含义”。下面药师就为您详细介绍。

阿奇霉素属于半合成大环内酯类抗菌药，其在儿科临床中应用广泛，是儿童期肺炎支原体肺炎首选的治疗药物。此外，阿奇霉素在衣原体肺炎、嗜肺军团菌肺炎、百日咳、急性扁桃体炎、急性感染性鼻-鼻窦炎等呼吸道疾病的治疗中也扮演着重要的角色。

医生为儿童开具阿奇霉素时一般会注明“服三停四”，意思即是“服三天，停四天”。实际上，阿奇霉素说明书中列出的儿童用法用量有两种，包括三日疗法和五日疗法，也就是“服三停四”和“服五停二”疗法。

三日疗法是指连续服药3天，每天服药1次，1次剂量为每千克体重10mg阿奇霉素。五日疗法是指连续服药5天，每天服药1次，第1天剂量为每千克体重10mg阿奇霉素，第2天至第5天剂量为每千克体重5mg阿奇霉素。三日疗法和五日疗法的总剂量均为30mg/kg。依据病情的严重程度和病程的长短等选择合适的用法用量。对于某些特定情况下的重症感染，疗程还可适当延长。但以阿奇霉素治疗儿童的任何感染时，建议其总剂量最高不超过1500mg。

您可能要问，停药的那4天是否还需要服用其他大环内酯类抗菌药呢？答案是不用。阿奇霉素的半衰期比较长，单剂500mg口服后，其终末消除半衰期约为68小时。所谓半衰期长，可以简单理解为药物从体内清除缓慢。因此，阿奇霉素可以每天给药1次，连用3天停用后仍然可以在孩子体内保持有效的抑菌浓度，并可维持4天以上。“服三停四”在持续发挥阿奇霉素抗菌作用的同时，还可减少长时间用药所致药物蓄积和不良反应的出现。

小儿雾化治疗知多少

相信家长们对雾化治疗并不陌生，那么，究竟什么是雾化治疗？哪些情况下需要做雾化治疗？儿童常用的雾化药物有哪些？下面我们就来看一看雾化治疗的真面目。

什么是雾化治疗

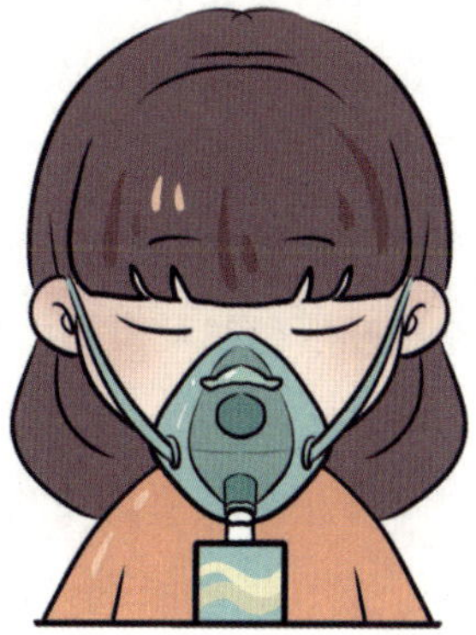

雾化吸入疗法（简称“雾化治疗”）是将药物通过一些雾化装置分散成微小的雾滴或微粒，使其悬浮于气体中，然后以吸入的方式进入呼吸道及肺部，从而达到局部或全身治疗的目的。与口服、肌肉注射和静脉给药等方式相比，雾化吸入疗法因药物直接作用于靶器官，具有起效迅速、

疗效佳、全身不良反应小等优点，在呼吸系统疾病治疗中，雾化吸入已成为重要的治疗措施。尤其是当孩子不肯配合打针、吃药时，雾化治疗便可以解决这个难题。

哪些情况需要做雾化治疗

用于雾化吸入的药物对呼吸道局部组织有较好的直接作用，可在一定程度上减轻口服药物的全身不良反应。例如，部分甾体激素具有高效的局部抗炎活性和较低的全身吸收活性；部分药物在局部接触时可改变呼吸道分泌物的弹性和黏性模量等物理性质，有助于清除呼吸道内分泌物。

雾化治疗可以帮助儿童呼吸道的局部消炎、化痰排痰、止咳止喘，通常适用于儿童的哮喘急性发作期和非急性发作期、咳嗽变异性哮喘、感染后咳嗽、婴幼儿喘息急性期和缓解期、肺炎支原体肺炎急性期和感染后恢复期、急性喉气管支气管炎、支气管肺发育不良、气管插管术中和术后等。

儿童常用的雾化药物

▶▶吸入性糖皮质激素

吸入性糖皮质激素（ICS）是治疗气道急、慢性炎症的常用药物。目前国内有3种可以用于儿童雾化吸入的ICS混悬液，包括布地奈德、二丙酸倍氯米松和丙酸氟替卡松。布地奈德是《世界卫生组织儿童基本药物目录》（12岁及以上儿童）中唯一推荐的抗哮喘ICS，也是目前批准的唯一可用于4岁以下儿童的雾化ICS。其吸入后部分经气道在肺部沉积而发挥作用。其特点是可有效缓解哮喘等症状，解除气道痉挛，抑制黏液高分泌，改善肺功能，降低急性发作次数；使用剂量小、安全性好，并且常见不良反应，如声嘶、咽痛等，一般在停药后均可恢复。丙酸氟替卡松目前仅适用于4~16岁儿童轻至中度哮喘急性发作的治疗。

▶▶支气管扩张剂

雾化吸入速效支气管扩张剂是缓解支气管痉挛的最主要治疗措施之一。支气管扩张剂可以扩张支气管，改善通气，缓解喘息症状，主要包括

选择性 β_2受体激动剂和胆碱受体拮抗剂。其中选择性 β_2受体激动剂有吸入用硫酸特布他林和吸入用硫酸沙丁胺醇，胆碱受体拮抗剂有异丙托溴铵。

▶▶祛痰药

黏液脓栓或黏稠分泌物是气道阻塞的常见原因，并可使肺功能损害加重，诱发感染，雾化吸入祛痰药可以降低痰的黏稠度，并使之液化而易于排出，如N-乙酰半胱氨酸和盐酸氨溴索。

▶▶速效 β_2受体激动剂（SABA）

常用药物有沙丁胺醇和特布他林。沙丁胺醇松弛气道平滑肌作用强，通常在5分钟内起效，疗效可维持4~6小时，是哮喘、喘息急性发作的首选药物，也可用于预防运动性哮喘。特布他林起效慢于沙丁胺醇，达到最大作用时间相对较长，效果较弱。

▶▶短效抗胆碱能药物（SAMA）

如异丙托溴铵，为非选择性胆碱M受体拮抗剂，由于其阻断突触前膜上M_2受体可促使神经末梢释放乙酰胆碱，持续时间更为长久，常作为辅助药物与 β_2受体激动剂联合使用。

▶▶抗病毒药物

毛细支气管炎80%以上由呼吸道合胞病毒感染所致，抗病毒药物的使用是常用的治疗措施之一。α干扰素通过与人体细胞表面的受体结合，刺激细胞表达多种抗病毒蛋白，影响细胞代谢过程，有广谱的抗病毒活性。

家庭雾化吸入的操作过程

▶▶雾化前

- 雾化吸入可以在儿童餐前或餐后1~2小时进行，雾化前帮助孩子清洁口腔，清除口腔内分泌物及食物残渣。
- 帮助孩子清洁面部，不要给孩子的面部涂抹油性面霜。
- 痰液较多的儿童雾化治疗前可以先拍背吸痰后再行雾化吸入。

雾化前的准备

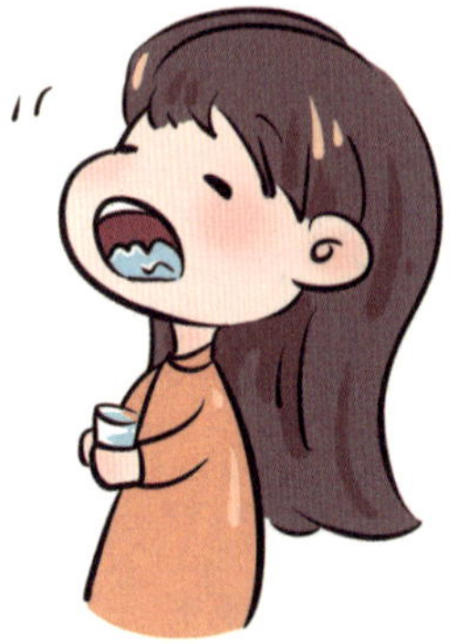

漱口

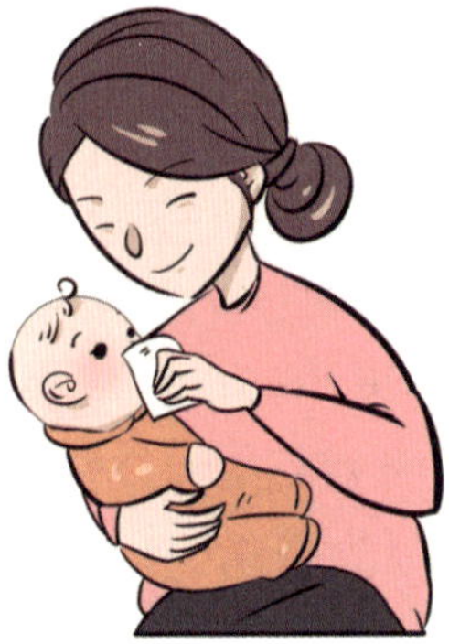

清洁面部

▶▶雾化中

• 进行雾化吸入时，在孩子体力能够达到的情况下最好选择坐位，这样有利于吸入药液沉积到终末细支气管及肺泡。

首选坐位

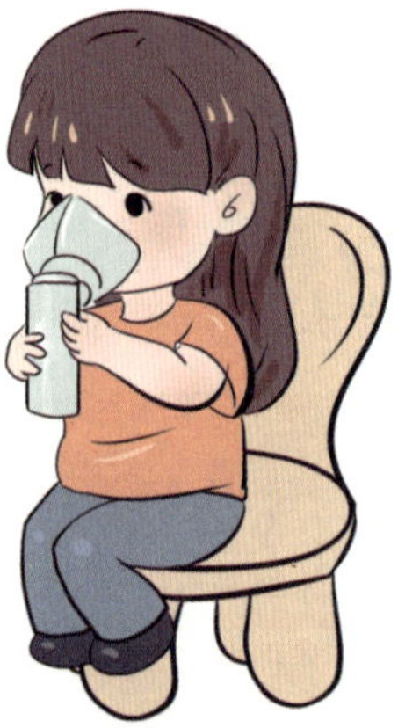

• 根据孩子的实际情况选择合适的面罩或口含嘴儿，雾化时，先从小雾量开始，待适应后再加雾量。

• 雾化过程中若孩子哭闹不合作或咳嗽、气促等，可以暂停雾化吸入，待情况缓解后再进行治疗，以便达到更好的疗效。如果孩子的症状不能缓解或出现面色苍白等情况，应及时就医。

• 雾化吸入的药液必须现配现用，以保证疗效。

▶▶雾化后

• 雾化后痰液可能会被稀释，痰液较多的儿童雾化治疗后可以再拍背吸痰。

• 帮助孩子漱口，会漱口的儿童可以用清水漱口，不会漱口的小宝宝可以用生理盐水擦拭口腔，尽量减少药物在口腔中残留。

• 在雾化过程中药物颗粒会附着在面部，雾化后及时洗脸，以减少药物经面部的吸收。

雾化后给孩子拍背

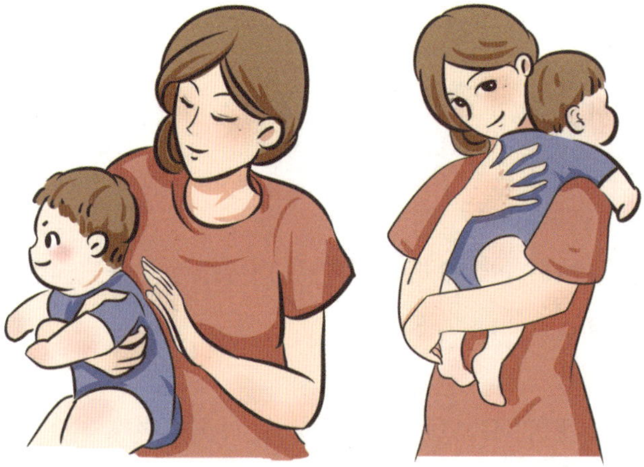

药师提示

所有雾化吸入药物都属于处方药，因此，无论是在医院雾化治疗还是在家中雾化治疗，家长们切记要在医生的诊断和药师的指导下使用，千万不要自行用药哦！

吸入剂，怎样用才正确？

负责药品调剂的儿科药师在发药窗口经常会被患儿家长问到这样的问题：“吸入剂怎么用？”别慌，下面就为家长们科普关于吸入剂必须知道的那些事。

常用于儿科哮喘治疗的吸入剂有沙美特罗替卡松粉吸入剂和布地奈德福莫特罗吸入粉雾剂。其中，布地奈德福莫特罗吸入粉雾剂有两种规格，分别是每吸160μg/4.5μg和每吸80μg/4.5μg，二者的区别在于布地奈德的浓度，喷一下出来的药物浓度是不同的，与包装无关，建议遵从医嘱使用合适的规格。接下来重点介绍这两种吸入剂的使用方法。

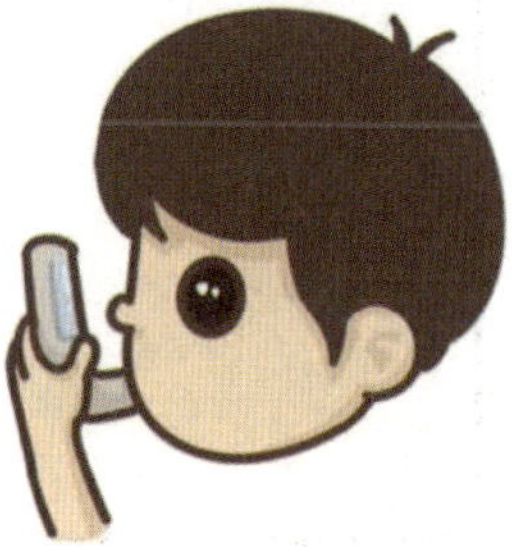

沙美特罗替卡松粉吸入剂的使用方法

▶▶打开外盖

一手握住外壳，另一手的大拇指放在拇指柄上，向外推动拇指，直至盖子完全打开。

▶▶准备吸药

推开握住准纳器使吸嘴儿对着自己，向外推滑动杆直至发出“咔嗒”声，表明准纳器已做好吸药的准备。

▶▶吸入药物

先将气慢慢呼出（不要对着吸嘴儿呼气），再将吸嘴儿放入口中深深地、平缓吸入药物（切勿经鼻吸入）。将准纳器从口中拿出，继续屏气5~10秒，然后经鼻将气慢慢呼出。

▶▶关闭准纳器外盖

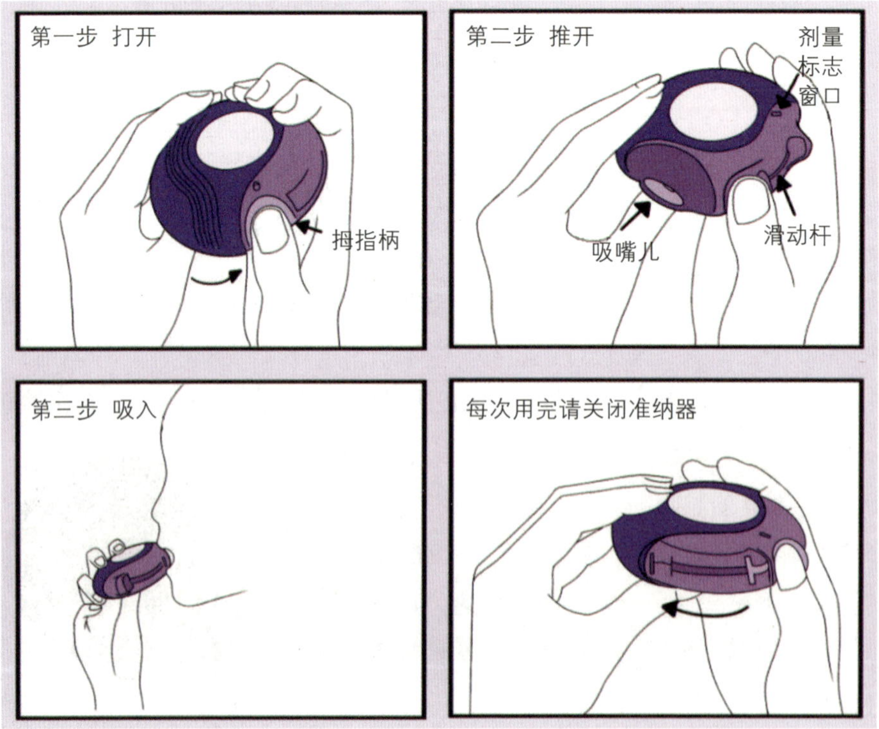

吸入沙美特罗替卡松粉吸入剂有以下注意事项。

• 手应端平药物。

• 打开气道。

• 将吸嘴儿放入两牙齿之间，嘴唇包紧。

• 均匀缓慢地用力吸，一口气吸完，直至不能再吸。

• 立即拿出，鼻子嘴巴一起憋气10秒钟，再呼吸。

• 憋气时不能鼓腮。

• 吸药后请漱口（包括喉咙）以预防鹅口疮。

布地奈德福莫特罗吸入粉雾剂的使用方法

首次使用本品时，需要对装置进行初始化。

▶▶初始化步骤

• 旋松并拔出瓶盖，确保红色旋柄在下方。

• 拿直药品，握住红色旋柄部分和药品中间部分，向某一方向旋转到底，再向反方向旋转到底，即完成一次装药。在此过程中，您会听到"咔嗒"一声。

• 重复一次步骤2。在完成2、3两个步骤后，初始化完成。

完成初始化步骤后，使用方法如下。

• 旋松并拔出瓶盖，确保红色旋柄在下方（图1）。

• 拿直药品，握住底部红色部分和药品中间部分，向某一方向旋转到底，再向反方向旋转到底，即完成一次装药。在此过程中，您会听到"咔嗒"一声（图2）。

• 呼气，不可对着吸嘴儿呼气。

• 轻轻地把吸嘴放在上、下牙齿之间，双唇完全包住吸嘴儿，用力且深长地吸气（图3）。

• 将吸嘴儿从嘴部移开，屏气约5秒钟，然后呼气。

• 若处方中需要多次吸入，重复步骤2~5。

• 旋紧盖子。

• 吸入药物后，必须用水漱口，以降低出现真菌性口咽炎的可能性。

▶▶剂量指示窗

剂量指示窗显示吸入器中剩余多少剂量，每20个剂量单位有一个数字标识，每10个剂量单位间隔会有一条指示线。当红色记号0到达指示窗中部时，吸入器将不再给出正确的药量。该吸入器应被丢弃。摇动吸入器时所听到的声音不是药物产生的，而是干燥剂产生的。

图4为吸入器应被丢弃时剂量指示窗的显示。

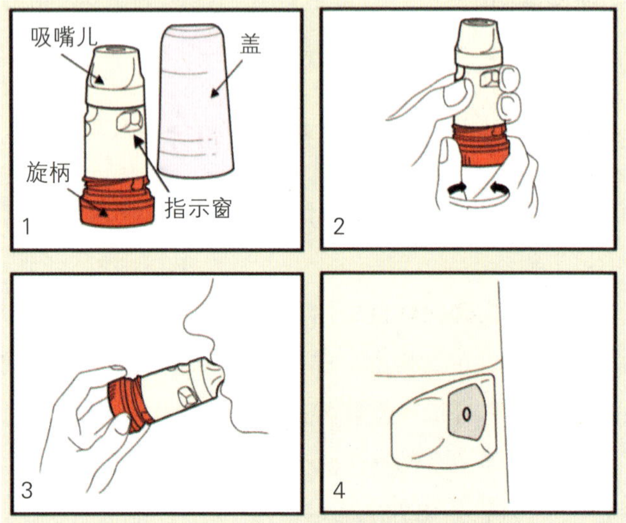

通过以上介绍，吸入剂的使用方法您明白了吗？

■ 用药咨询门诊被询问最多的药，让我们看看它是谁

丁零零……丁零零……

还没走到电话跟前，轮值咨询台的药师就猜到电话那头的家属可能要问什么药了。因为一天中已经连续接了3个电话，问的都是它。果不其然，接起电话后，只听一个声音焦急地说道："今天去医院，大夫给开了一个药，叫什么干扰素，到底怎么用啊？从哪里可以喷出来？"

药师心里已经有数，但还是仔细询问："是不是一个绿白相间的药盒？药盒上是不是写着重组人干扰素α2b喷雾剂？"经确认确为此药后，药师耐心地向这位焦急的家长详细讲述了它的使用方法。

首先，我们先来看一看这个“干扰素”的庐山真面目吧。

重组人干扰素α2b喷雾剂

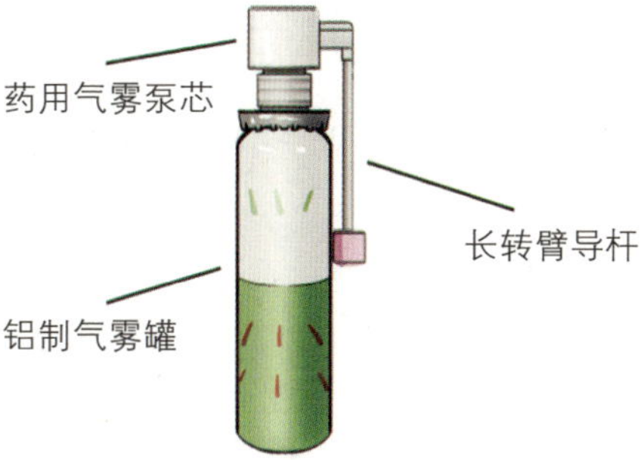

话不多说，下面我们就来看一下具体怎么把药喷出来。

▶▶旋转

不少家长在这一步就卡壳了。一定要注意，长转臂导杆只能垂直旋转，在使用时旋转导杆，直至其与瓶身垂直。切记不可向外拔导杆，外拔可能导致白色顶帽脱落，若用力过大，还可能破坏泵芯结构，影响使用。

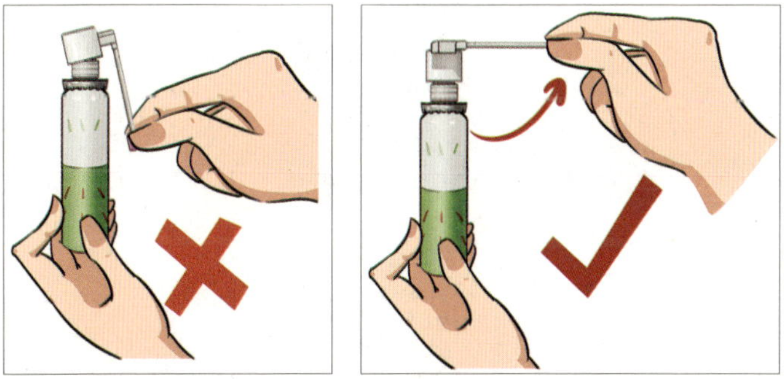

▶▶取帽

取下导杆头部那顶粉色的小帽子，才可能将药物喷出。

▶▶按压

按压白色顶帽到底，按压后需抬起按压指，使白色顶帽完全复位。初次使用还需要进行“激活”，具体做法为快速按压到底，连续按压8~10次排出导管内空气。“激活”后可旋转导杆，选择合适的角度喷于患处。此后使用无须重复“激活”步骤。在此步骤需要注意保持瓶身直立，切勿倾斜或倒置；不可用针扎破导杆头部。对于具体喷几次、间隔多久喷一次、共使用几天等，需要谨遵医嘱，不可自行决定。

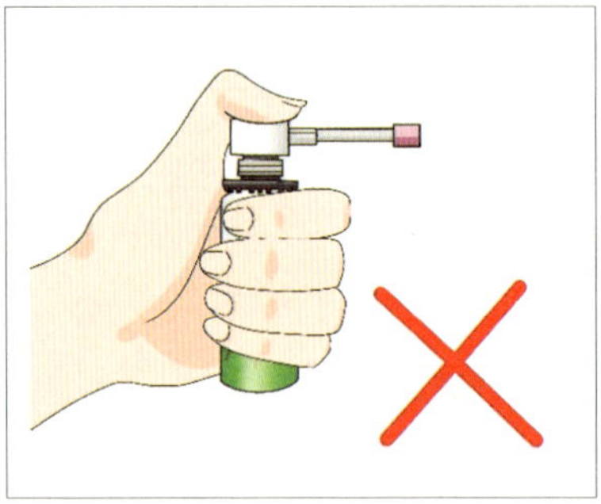

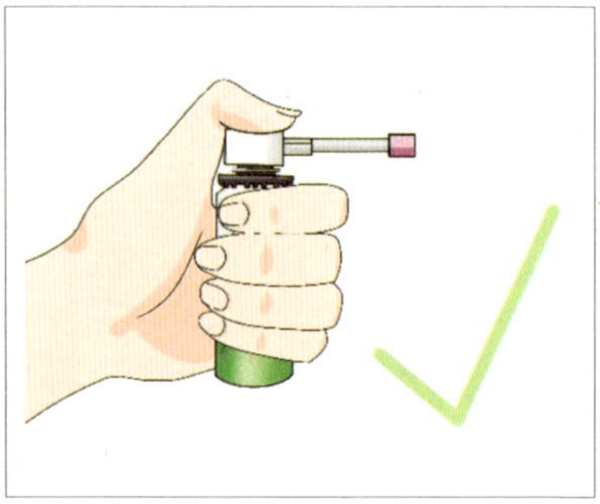

▶▶归位

用毕，需要将导杆旋转归于原位，盖上粉色的小帽子，然后将其置于2~10℃下冷藏保存。

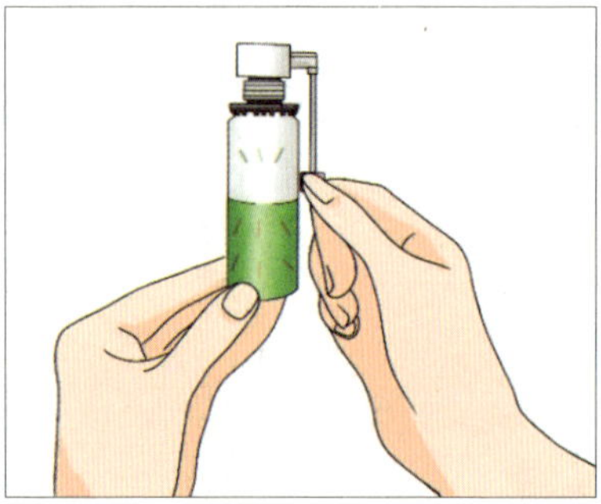

秋季孩子不爱喝水，还能喝点啥？

一场秋雨一场凉，伴随而来的是无处不在的秋季干燥。中医认为，秋季气候干燥，容易伤肺，儿童易出现干咳少痰、口唇开裂、皮肤干燥、便秘等症状。因此，家长在此季节应调整儿童的饮食，应更加注重其润燥、滋阴、润肺的性质。

儿童和青少年处于生长发育的关键时期，其渴觉机制尚未发育成熟，在气候干燥的秋季，家长应按需为孩子补充水分。如果孩子不喜欢喝水，可以尝试喝一些秋季养生茶，也可以饮食上增加水分摄入，如各种可口的汤菜，但注意不要用饮料来代替白开水。

下面介绍几种适合儿童和青少年在秋季食用的中药食材，以及利用这些食材为主料制作的汤菜菜谱。

百合

药用百合植物的鳞茎中主要含有甾体皂苷、甾醇、酚酸甘油酯、黄酮、苯丙素、生物碱和多糖类等化学成分，药理作用广泛，具有养阴润肺、清心安神的功效。

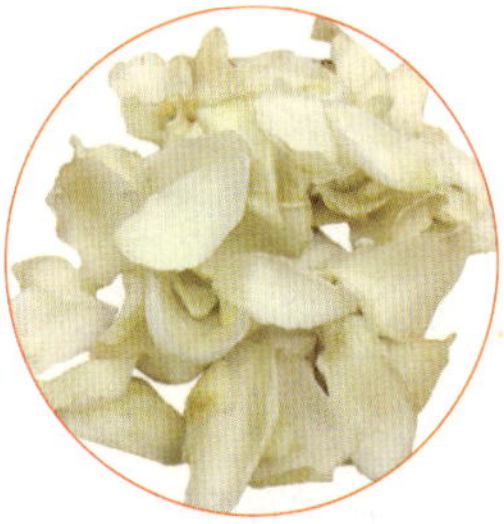
百合

莲子

莲子的药用部分为莲子心和莲子肉。莲子心，味苦，寒；归心、肾经，具有清心安神、止咳化痰、止血抗炎的功效，是抗菌广谱、高效、无毒性反应的天然资源。莲子肉性味甘、涩、平；归脾、肾、心经，具有益肾固精、补脾止泻、养心安神的功效。

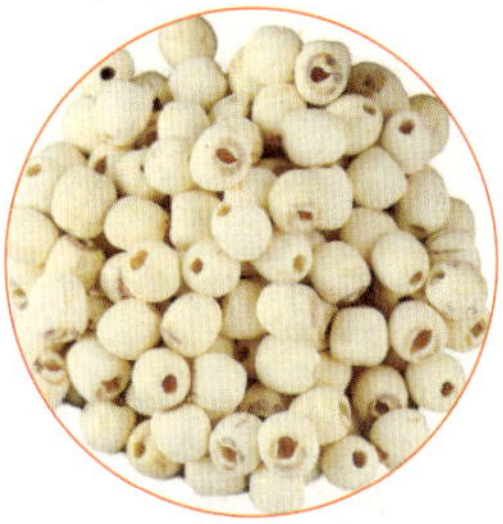
莲子

沙参

沙参具有养阴清热，润肺化痰，益胃生津之功效。《卫生易简方》中记载“治肺伤，用沙参为末，水煎服之。”

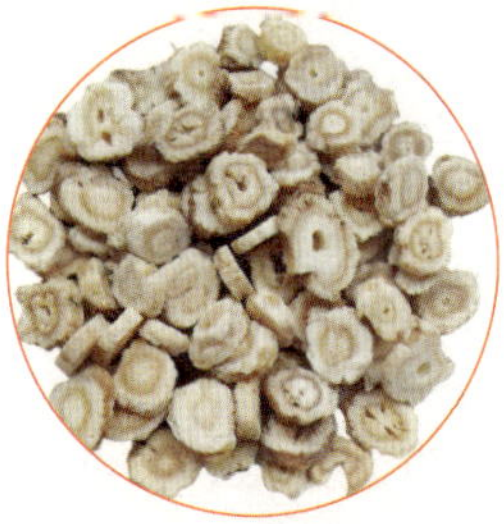
沙参

玉竹

玉竹为我国传统中药材之一，其化学成分主要为甾体皂苷类、高异黄酮类、多糖类及挥发油类等化合物。现代药理学研究表明，其具有降血糖、免疫调节、抗氧化、抗衰老、抗肿瘤等药理作用。

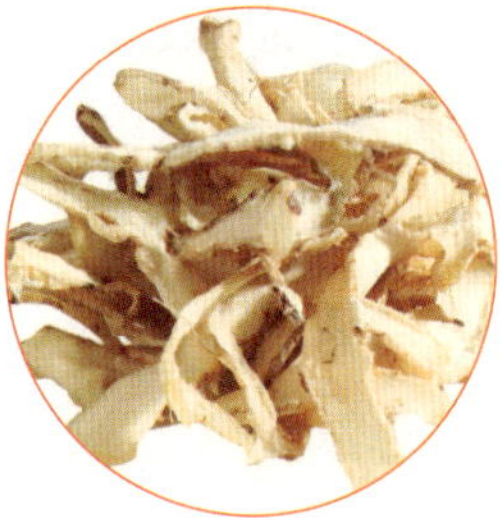
玉竹

▶▶汤菜一：银莲百合羹

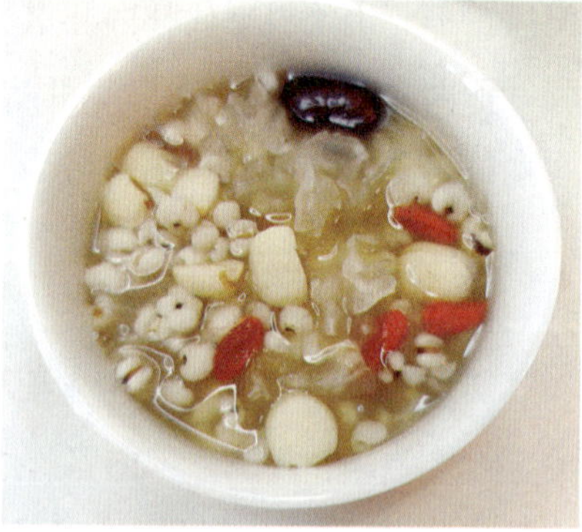

材料：干银耳20g，莲子50g，干百合10g，枸杞5g，冰糖200g，红枣2枚，净水3500mL。

做法：

- 把干银耳、莲子、干百合泡好，除去杂质，撕成小块；将枸杞洗干净。
- 将开水注入锅中，倒入新鲜莲子，约煮20分钟至莲子松软。
- 锅中加入红枣和银耳煮到汤汁呈现微微的稠状。
- 锅中再加入百合，煮到呈现微微透明。
- 最后加入冰糖即可食用。

作用：滋燥润肺，补脾宁心，是秋季调理身体的佳品。一般小儿可常食。口燥咽干或肺燥干咳无痰者亦可食用。

▶▶汤菜二：玉竹沙参瘦肉汤

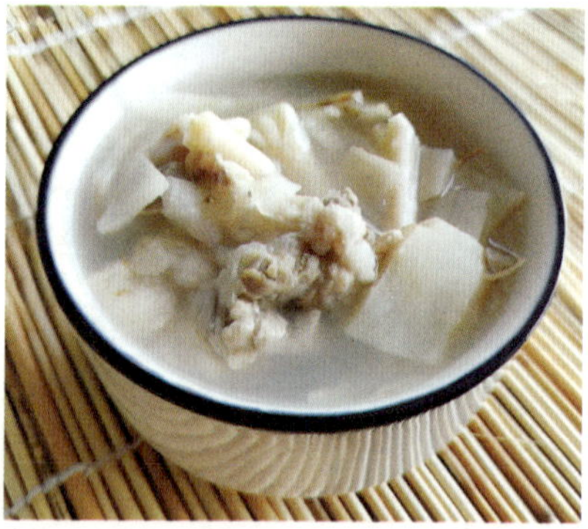

材料：沙参15g，玉竹20g，蜜枣4枚，猪瘦肉100g。

做法：上述4种物料，同放入砂锅，加适量清水慢火煲1~2小时，便可饮用。

作用：养阴润燥，益胃生津。适合于胃阴不足、口燥咽干、胃纳欠佳、大便干结的小儿，或肺燥干咳者。皮肤干燥、粗糙如鳞状者，常饮此汤，疗效显著。一般小儿秋季饮用，可润燥生津。

注意：患感冒或大便稀溏者暂不宜食。

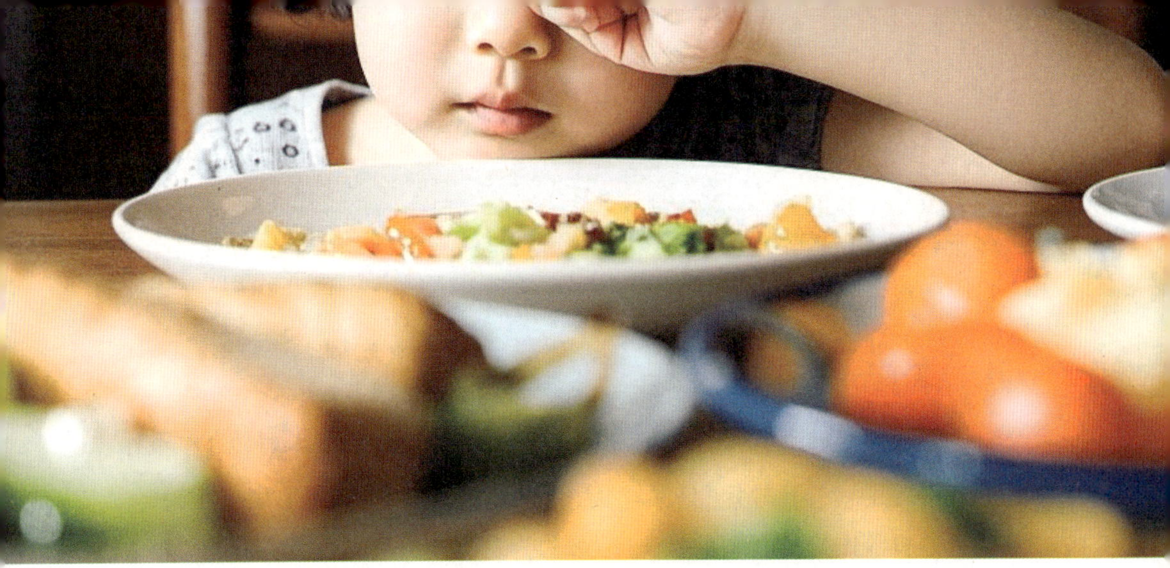

第三章 消化系统常见病及用药

儿童消化系统与成人有啥区别?

消化系统是由消化道和消化腺组成的。消化系统从口腔延续到肛门，负责摄取食物，将食物粉碎，吸收营养成分进入血液，以及将食物的未消化部分排出体外。消化道是人体咀嚼、消化食物及吸收营养的地方，口腔、咽、食管、胃、小肠、大肠和肛门都是消化道的成员。消化腺具有分泌各种消化液的功能，由唾液腺、胃腺、肠腺、胰腺和肝组成，消化液内含有能使食物消化分解的物质，叫作消化酶，如唾液中的淀粉酶、胃内的胃蛋白酶、胰腺产生的胰淀粉酶等。

当食物进入人体后，随着消化道管壁平滑肌的收缩和放松，引起消化管的蠕动，将混有消化液的食物向前推进，通过消化器官进行消化和吸收，最后的食物残渣就形成大便，由肛门排出体外。下面我们来看一看儿童消化系统的特点。

口腔

新生儿及婴幼儿口腔黏膜薄嫩，血管丰富，唾液腺发育不够完善，唾液分泌少，口腔黏膜干燥，易受损伤和细菌感染。3个月以下婴儿的唾液中淀粉酶含量低下，所以不适合食用淀粉类食物。5～6个月时唾液分泌明显增多，但婴儿口底比较浅，不会及时吞咽所分泌的全部唾液，就会时常发生流口水的现象。

食管

食物通过口腔，进入食管。食管是连接着口腔和胃的一根长管。新生儿和婴儿的食管比较短，呈漏斗状，黏膜纤弱，弹力组织及肌层尚不发达。食管与胃的连接处有一个肌肉环，被称为贲门。贲门括约肌只有在吞咽食物时才打开，这样可以防止空气进入胃，也阻止胃里的食物反流到食管中。由于小宝宝食管下段的贲门括约肌发育不成熟，8～10个月以前常发生胃食管反流。

胃

家长们一定都遇到过喂奶后婴儿吐奶的情况，这是因为成人的胃呈垂直位，而婴儿的胃呈横位，状态很不稳定，胃容量也比较小，贲门松弛，容易发生呕吐，所以喂奶后应竖着把宝宝抱起，轻抚后背，以便将胃内空气排出，能有效防止吐奶。

肠

儿童的肠管比成人长，肠道蠕动弱，腹肌的推动力不足，容易引起消化不良、便秘、厌食等症状。

肝

儿童的肝相对较大。胆汁是肝细胞的分泌液，它的作用是促进脂肪的消化分解和脂溶性维生素的吸收。婴儿时期胆汁分泌较少，所以对脂肪的消化、吸收功能较差。

胰腺

3个月以下婴儿胰淀粉酶活性低，几乎不能消化淀粉类食物。同时，婴幼儿时期胰腺液及其消化酶的分泌容易受炎热天气和各种疾病的影响而被抑制，容易发生消化不良。

儿童消化系统疾病往往与其特殊的生理结构密切相关，了解了儿童消化系统与成人之间的区别，才能对常见的儿童消化系统疾病进行正确的诊断和治疗。

儿童消化系统有哪些常见病？

消化系统疾病是儿童常见病、多发病，其往往与儿童特殊的生理结构密切相关。儿童的口腔功能、胃肠运动、胃消化酶、胰消化酶与肠屏障系统较成人均有较大差异。由于儿童消化器官功能尚未发育完善，常会因病原微生物感染或急慢性疾病诱发而导致消化功能紊乱，疾病主要为功能性消化不良、便秘、腹泻等。

儿童功能性消化不良是最常见的儿童消化系统疾病之一，主要临床表现为腹部不适、腹胀、反酸或食欲缺乏等一系列消化道症状。其临床特点为病程比较长、病情易反复，以及临床症状比较复杂。

便秘是儿童时期的常见症状之一，其中95%以上是功能性便秘。便秘是指食物残渣在肠道内滞留的时间过长，水分过多地被大肠吸收，使粪质过于干燥、坚硬，正常的排便频率消失，大便次数减少，有时持续2周或2周以上，一般每周少于3次，伴有排便困难、粪便干结或不尽感。

腹泻病为多种病原、多种因素引起的、以大便次数增多和大便性状改变为特点的一组疾病，是儿童患病和死亡的主要原因，也是营养不良的重要原因。引起腹泻的原因可以分为感染性因素和非感染性因素。感染性因素主要为病毒、细菌或真菌感染；非感染性因素主要为食源性腹泻、疾病导致的腹泻、过敏性腹泻、气候原因导致的腹泻等。

以上儿童消化系统常见病该如何诊断与防治呢？本章我们就为大家详细答疑。

“嗯嗯”出问题，这可怎么办?

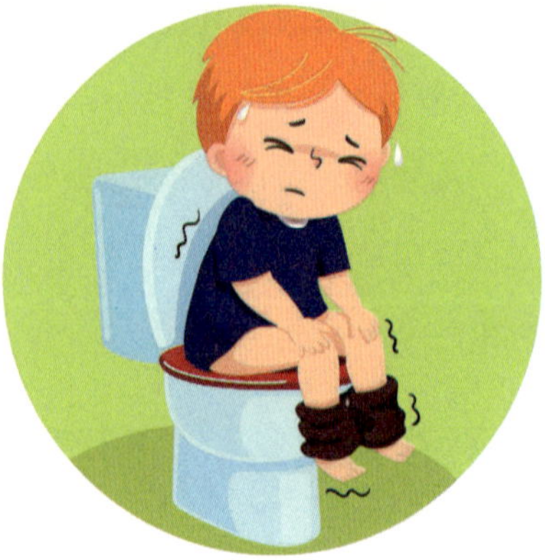

当宝宝两三天没有排便，或者宝宝近几天的便便比较干时，家长们可能会担心宝宝便秘了。那么，是不是出现这些情况就说明宝宝便秘了呢？什么原因会引起宝宝便秘呢？宝宝便秘了该怎么办呢？

判断宝宝是否真的便秘

如果宝宝精神状态良好，只是排便次数少，通常这种情况并不能算是便秘。但是如果宝宝不仅排便次数少，排的便便还干燥、坚硬，排便时很费劲、痛苦，此时家长们就要注意了，说明宝宝的身体已经发出便秘的信号了。

宝宝便秘常见的原因

▶▶饮食不合理

宝宝每天饮水量少，食物种类比较单一，所含的膳食纤维不够充足。丰富的膳食纤维可以吸收肠道的水分，软化便便，从而有利于便便排出。

▶▶生活不规律

宝宝平时缺乏运动，并且没有养成按时排便的习惯，缺少排便方面的科学训练。

▶▶肠道功能异常

肠道器质性病变或肠道菌群失调都会影响宝宝排便的情况。

宝宝便秘了怎么办

▶▶饮食调节

家长们可以给宝宝适当增加一些富含膳食纤维的食物，包括新鲜蔬菜、水果、粗粮等，对于月龄较小的婴儿，可以将这些食物压成泥。同时，家长们还要注意每天给宝宝补充足够的水分。

▶▶适当运动

家长们要保证宝宝每天的运动量，运动有助于促进胃肠的蠕动。如果宝宝月龄较小，自己不能运动，家长们可以用手顺时针地对宝宝的腹部进行按摩，以促进胃肠蠕动。

▶▶培养排便习惯

家长们一般要从宝宝18个月开始让其养成规律排便的习惯，比如每天在固定的时间对其进行排便训练。

▶▶药物辅助缓解

如果通过以上方法宝宝的便秘仍然得不到缓解，家长们应该带宝宝就医，查找便秘的原因，在排除宝宝肠道的器质性病变后，可以考虑在医生的指导下使用药物辅助缓解，较常用的药物有开塞露、双歧杆菌四联活菌片等。

开塞露中含有甘油，能润滑并刺激肠壁产生排便反射，并能软化便便，使便便易于排出。开塞露的使用方法是，首先让宝宝处于卧位的姿势，并将宝宝臀部适度垫高。再打开开塞露的瓶口，挤出少许，分别涂在开塞露管口和宝宝的肛门周围进行润滑。然后拿着开塞露球部，缓慢插入宝宝的肛门至开塞露颈部，将药液挤入宝宝的直肠，一次用半支即可。最后，拔出开塞露颈部后，用手夹住肛门，保持数分钟，通常5~10分钟后便可以使宝宝排便。不过，家长们应注意，虽然短期给宝宝使用开塞露是相对安全的，但不建议长期使用，以免使宝宝产生依赖性，形成没有刺激就不肯排便的习惯。

双歧杆菌四联活菌片用于治疗与肠道菌群失调相关的腹泻、便秘、功能性消化不良。注意该药品应在2~8℃下冷藏保存。

宝宝便秘，几大误区您“踩雷”了吗？

关于宝宝便秘，有几个广为流传的“方法”，下面我们来一起看一看您有没有“踩雷”。

误区1：便秘，吃点儿香蕉就好了

很多家长会说，如果宝宝便秘了，吃点儿香蕉就好了。其实，如果香蕉吃不好，不仅不会改善便秘，还会加重症状。如吃了没有熟透、有点儿苦涩味道的香蕉，其中含有的鞣酸吃多了会对消化道有收敛作用，抑制胃肠蠕动，使大便秘结，从而加重便秘。

误区2：吃膳食纤维越多越好

还有一些家长朋友认为，蔬菜、水果、粗粮中含有丰富的膳食纤维，能有效帮助缓解便秘，就一个劲儿地让宝宝多吃。

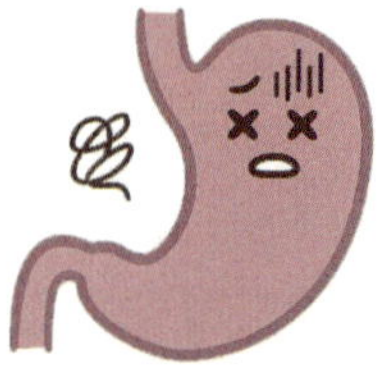

膳食纤维的确可以缓解便秘，但它也会引起胀气和腹痛，胃肠功能差的宝宝多食反而会对肠胃道造成刺激。这与庄稼地天旱需要水，而水太多了就会涝是一个道理。凡事都要讲究一个“度”，才能达到最好的效果。

误区3：宝宝一便秘，就用开塞露

有些家长把开塞露当成帮助孩子通便的良药，只要一便秘就用开塞露。这样也是不对的，开塞露可以解决燃眉之急，但不要经常去使用，一旦养成习惯，正常的“排便反射”就会消失，便秘就更难纠正了。

宝宝腹泻，家长怎么办？

夏季到了，很多宝宝出现了腹泻问题，令家长们担心不已，尤其是第一次遇到宝宝腹泻的家长更是不知所措。不要担心，儿科药师来帮您，今天就和大家聊一聊小儿腹泻的那些事。

如何判断宝宝患了腹泻病

健康宝宝每天排便1~2次，大便呈黄色条状物，腹泻时排便次数会明显增多，为稀水便、蛋花汤样便、黏稠便或脓血便，另有食欲缺乏、溢乳、呕吐、发热、烦躁不安、精神不佳等症状。宝宝需要立即就医的情况有频繁的呕吐腹泻、发热、脸色苍白、尿量极少、不能正常进食或有脱水症状。

常见的小儿腹泻治疗方法

小儿腹泻的治疗原则是，首先调整饮食，同时还要注意预防和纠正脱水，合理用药，加强护理，预防出现并发症。对于不同时期的腹泻，治疗重点各有侧重，在腹泻的急性期，由于出现明显的水样便，还有可能伴有脱水、电解质紊乱、感染等情况，所以这个时候要注意保证充足的液体供应，可以让宝宝口服补液盐，严重者可采取静脉补液的方式，要注意维持电解质的平衡；如果同时存在合并细菌感染，还需要应用抗感染治疗。对于迁延性腹泻或慢性腹泻，要关注治疗中出现的肠道菌群失调，注意应用饮食疗法改善症状。

黏液脓血便患儿多为侵袭性细菌感染，应根据其临床特点，针对病原经验性选用抗菌药，再根据大便细菌培养和药敏试验结果进行调整。水样便腹泻患儿多由病毒及非侵袭性细菌所致，一般不用抗菌药，合理使用液体疗法后多数会自愈，可选用消化道黏膜保护剂和微生态制剂。

消化道黏膜保护剂能覆盖在肠黏膜上，吸附病原体和毒素，增强肠黏膜的屏障功能，并阻止病原微生物的攻击。常用药物有蒙脱石混悬液、蒙脱石散。

微生态制剂主要是指双歧杆菌、乳酸杆菌等一些有益于肠道正常菌群生态平衡的活菌制剂。它能抑制病原菌的定植和侵袭，调节恢复肠道的微生态，从而控制腹泻。常用的微生态制剂包括酵母、布拉氏酵母菌和乳酸菌的发酵产物、乳酸菌素片、乳酸菌素分散片、乳酸酶、乳酶生、整肠生，以及枯草杆菌二联活菌颗粒等。双歧杆菌活菌制剂需要在冰箱中冷藏，应于2~8℃下保存。这类药物是活菌制剂，切记不能用热水送服，也不能与抗菌药同服。

小儿腹泻可以这样预防

避免带宝宝去封闭、人多的公共场所，居室每天通风两次，每次30分钟，居室内的家具、地面每天用清水擦拭1次，玩具经常清洗、消毒。宝宝使用的餐具、炊具使用前清洗、消毒，用后晾干。餐前、便后要给孩子洗手。提倡母乳喂养，避免滥用抗菌药，防止肠道菌群失调。腹泻流行时应加强消毒、隔离，必要时可进行预防接种。

小儿腹泻服药总共分几步？

治疗小儿腹泻的常用药物有抗菌药、吸附剂、活菌药等。在腹泻的治疗过程中，为了获得更好的疗效，常将多种药物联合使用。相信大多数家长都知道中药和西药要分开吃，不过面对种类繁多的药物时，还是会有很多疑问："同为西药，它们的服药顺序有讲究吗？难道就是一股脑儿都吃了吗？"今天药师就来给大家讲解一下。

抗菌药主要用于细菌感染引起的急性腹泻。顾名思义，抗菌药可以杀灭病原微生物，但是也会影响人体的正常菌群，滥用可造成菌群失调和细菌耐药。

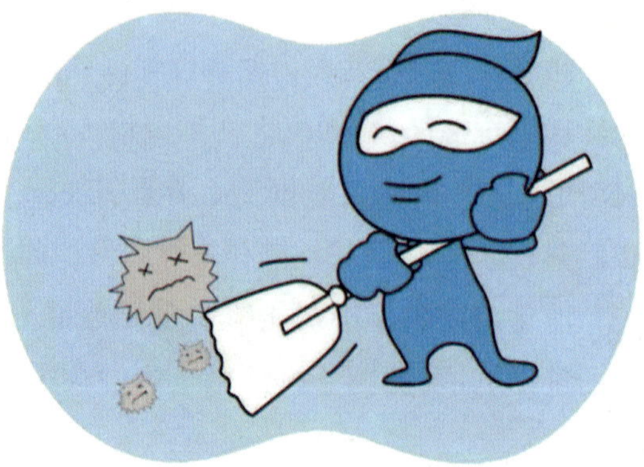

吸附剂主要是蒙脱石散，它对消化道内的病毒、

病菌及其产生的毒素有固定、抑制作用,还可在胃肠道黏膜表面形成保护层,保护胃肠黏膜,提高黏膜屏障对攻击因子的防御功能。

活菌药一般为双歧杆菌、地衣芽孢杆菌等,这类药物多需要在冰箱中冷藏保存,一般于餐后服用,可以改善肠道菌群的分布,使其恢复正常。

3种药物都有着各自的功效,当它们一起使用时,其服药顺序是有讲究的。抗菌药在杀灭病原微生物的同时也会杀灭一部分活菌,使活菌药的作用大打折扣。与此同时,蒙脱石散的吸附作用还会影响抗菌药和活菌药原本的疗效。所以当以上3类药物合用时,抗菌药需要最先服用,以达到杀灭病原菌的作用;然后使用吸附剂类药物,将胃肠道内的有害细菌吸附掉;最后服用活菌类药物,调节肠道菌群平衡。每种药物之间均需要间隔一小时。需要注意的是,如只需要抗菌药与活菌类药物合用时,两种药物之间最好间隔两小时。

感染性腹泻与发病季节有关系吗?

腹泻是由多种病原、多种因素引起的、以大便次数增多和大便性状改变为特点的一组疾病。

引起腹泻的原因可以分为感染性因素,如病毒、细菌、真菌感染,这是引起5岁以下儿童腹泻的主要病因。引起腹泻的非感染性因素,往往是食源性因素,也称食饵性腹泻。小儿胃肠道发育不成熟,酶的活力差,胃酸及消化酶分泌较少,而营养需要相对较多,胃肠道负担重,当食物的质与量不合适时很容易导致消化紊乱,表现为呕吐、腹泻;小儿患上呼吸道感染、肺炎、中耳炎等肠道外感染时,因发热及毒素作用而使消化功能紊乱,也会导致腹泻;过敏性腹泻在进食后数小时至1~2天内出现,会有反复,比较常见的是对牛奶中蛋白过敏导致肠黏膜的通透性改变发生腹泻;气候原因导致的腹泻,往往与变天、换环境等有关。

小儿更容易发生腹泻,原因有多方面。首先,小儿,尤其是婴幼儿的消化系统发育尚未成熟,消化酶的活力偏低,当不能适应食物的变化时,即可导致腹泻。其次,小儿生长发育快,所需的营养物质相对较多,导致其胃肠道负担较重。再有，小儿胃酸水平、血清免疫球蛋白较低，肠道菌群易失调，身体的防御功能较差，就会容易发生感染性腹泻。

由不同细菌感染引起的腹泻，可以表现出季节性特点。儿童感染性腹泻占小儿腹泻的87.1%，其中轮状病毒占65.9%。轮状病毒感染主要发生在1岁以下，随着年龄增长，感染率显著下降；主要分布在秋、冬季节，所以轮状病毒感染引起的腹泻也称为秋季腹泻；腺病毒感染主要发生在1～6岁，在夏季和冬季感染率较高，6个月到3岁的儿童显示出了更高的发病率；痢疾杆菌、大肠致病菌，在春、夏季更容易发生。

常用药物蒙脱石散，您了解吗？

说起蒙脱石散，想必家长们都不会陌生。蒙脱石散是一种吸附性止泻药，因为具有比较强的吸附致病因子，以及覆盖保护黏膜的作用，所以被用于治疗多种消化系统疾病。临床上常使用蒙脱石散治疗儿童急、慢性腹泻症，因其疗效确切、无明显毒性反应而被称为“绿色药品”。但是“绿色药品”不等于完美药品，在使用时仍存在一些问题。那么，蒙脱石散是怎么发挥药效的呢？在临床使用时又应当如何规范使用呢？接下来药师为您一一介绍。

顾名思义，蒙脱石散治病的强大武器就是蒙脱石，它是药物最主要的成分，是一种不溶性硅酸盐晶体，晶体呈层纹状结构，具有巨大的表面积，可以覆盖消化道，帮助上皮组织恢复再生，维持肠道正常吸收和分泌功能，降低结肠的敏感性，缓解婴幼儿由于肠道内双糖酶活性降低或缺乏造成的糖脂消化不良而导致的渗透性腹泻。

蒙脱石散进入胃肠道后不被人体吸收，覆盖在消化道黏膜上，所以也被称为胃黏膜保护剂。蒙脱石散会对消化道内的病毒、病菌及毒素产生固定和抑制的作用，并随肠道蠕动将“坏东西”一同带到体外。另外，它会在消化道内构筑保护屏障、抑制致病因子繁殖，还可通过与消化道内的黏液糖蛋白相结合修复受损的黏膜，使黏膜溃疡快速愈合，提高黏膜的防御力。

由于蒙脱石散剂是纯天然制剂，口服后不被吸收，不进入血液循环系统，所以不会影响肝肾功能，其在儿科消化系统疾病的治疗方面作用颇佳，但是在临床使用与家庭服用方面仍存在知识误区，接下来就让我们一起清除这些误区。

误区 1：蒙脱石散可以倒进嘴里直接吃

蒙脱石散是一种散剂，千万不能先将其倒进宝宝的嘴里，再让其喝水送服，这样会让药物黏附在宝宝的咽喉处，引起咳嗽及不适。可以把药物倒入适量的温水（1 袋大概倒入 50mL 水）中充分混匀、溶解，再让宝宝服下。

误区 2：饭后服药效果好，不伤胃

俗话说“是药三分毒”，为了减轻药物对胃肠道带来的损伤，患者常常选择餐后服药。

然而为了避免蒙脱石散与食物发生黏附，影响药物在疾病部位的覆盖，药师建议蒙脱石散空腹服用，通常在饭前 2 小时服用最佳，同时服药后 2 小时内禁饮禁食，这样更利于药物充分固定、吸附和抑制细菌、病毒和毒素。

误区 3：蒙脱石散很安全，可以经常服用

蒙脱石散单次剂量过大、服药间隔时间过短、用药持续时间过长可引起胃肠道不良反应，主要表现为便秘、肛裂、不完全性肠梗阻，因此，应严格按照药品说明书规范使用。在服药期间，如腹泻得到抑制，大便粪质变稠，即可停药。儿童急性腹泻服用 1 天后、慢性腹泻服用 2~3 天若症状没有改善，应及时就医。

误区 4：蒙脱石散可以和其他药物同时服用

因为蒙脱石散有着极强的吸附力，在吸附病菌的同时也可能吸附其他药物，影响其他药物的吸收，所以一定要和其他药物分开服用。

预防孩子积食，家长应该怎么做？

除夕临近，一年一度的“朋友圈年夜饭摄影大赛”也即将拉开帷幕。过年期间，大家聊得最多的就是餐桌上的美食，话题围绕减肥“拼命小半年，未到功成又过年”的状态。家长们尚且如此，小孩们也肯定难抵诱惑，生冷油炸零食饮料统统往嘴里送，再加上走亲访友环境变化，一不小心就积食了。如果您的孩子出现了不思饮食、腹胀腹痛、大便干燥、恶心呕吐、口臭、夜卧不安且喜俯卧位等症状，那八九不离十是出现积食了。遇到这种情况，家长不必过于心急，以下介绍4种应对小儿积食的疗法，以供大家参考。

饮食调理

控制小儿积食最好的办法就是减少食物的摄入量。儿童的饮食应做到三餐定量和均衡膳食，在春节期间也不例外。切记不能因为觉得孩子吃得少而追着喂食，更不能在孩子已经出现积食症状时强迫孩子进食。辅食期的小宝宝更要注意食物的添加与搭配，以免引起过敏。以下几点家长应格外注意。

▶▶三餐定时定量

在春节期间，孩子切不可胡吃海塞，更不可饥一顿、饱一顿，这样会进一步损伤他们尚未发育完善的胃肠功能，加重胃肠负担。

▶▶膳食营养均衡

让孩子多吃一些易于消化和吸收的食物，如蔬菜、水果、米粥和面汤等，多喝水，可适当吃一些鱼、虾，少吃肉，不吃生冷油炸食品。

▶▶注意饮食时间

小儿刚睡醒时，胃肠处于低运转状态，因此，最好半个小时内不进食。另外，小儿晚上胃肠蠕动变慢，消化能力变弱，因此，晚上应尽量少吃。

运动疗法

适当运动可以促进胃肠蠕动，有助于消积化食。过年难免吃多，这时应该多带孩子到户外活动，如到公园晒晒太阳，打打球、跑跑步等。

中医疗法

▶▶捏积

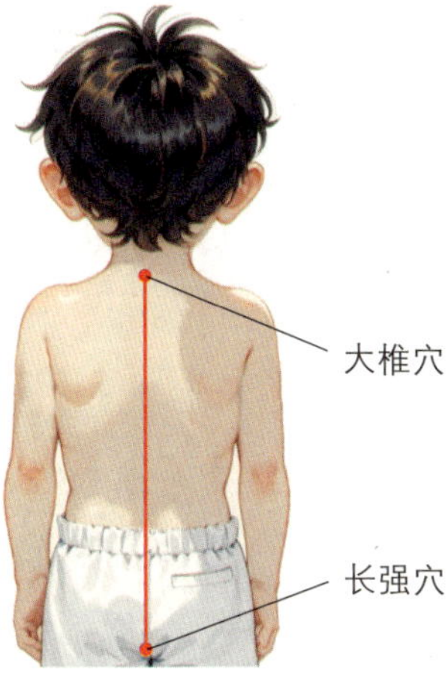

捏积是儿科常见的治疗方法，可以治疗多种常见疾病，如小儿积食、腹痛、便秘和呕吐等。具体操作如下：让患儿伏卧在床，卧平卧正，家长沿孩子的脊椎两旁二指处，用两只手的拇指、食指和中指捏其脊柱两侧，随捏随按，从尾骨的凹陷处（长强穴）开始，慢慢地向前捏拿，一直推到颈部大椎穴，由下而上，循序渐进，一般捏5遍左右，每晚1次。

▶▶揉天枢穴

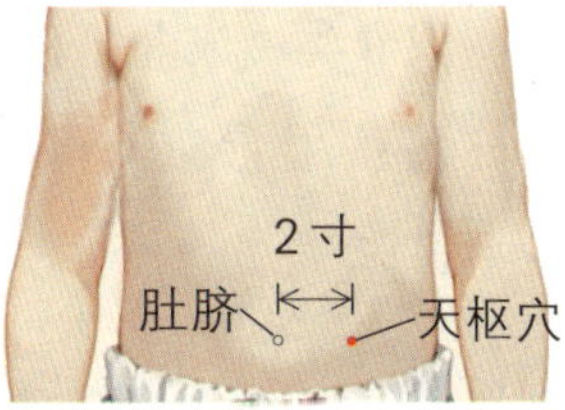

按揉天枢穴或顺时针按揉整个腹部，按照孩子的肠道排列进行按摩，有助于促进消化、排气和排便。

▶▶揉中脘

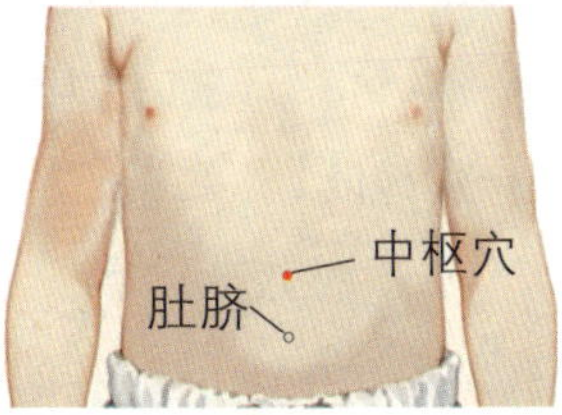

中脘穴位在胸中与肚脐连线的1/2处。家长用手掌根旋转按揉，每日2次。

▶▶摩涌泉

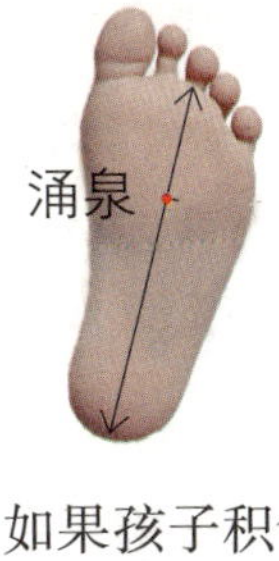

以拇指压按涌泉穴（足底心），旋转按摩50下左右，每日2次。

药物治疗

如果前面3种疗法能解决问题，就尽量不要用药了。如果孩子积食已经比较严重或继发其他症状，则需要借助药物谨慎治疗。

宝宝积食如何选对消导类中成药?

家长们口中的“宝宝积食、存食了”,其实就是中医讲的“食积”,属于儿科常见病。它在夏、秋季高发,多是由饮食不当、停积肠胃、脾运失司引起。《诸病源候论·小儿杂病诸侯》指出:“小儿食不可过饱,饱则伤脾,脾伤才能不消于食……”《保婴撮要·食积寒热》提出:“小儿食积,因脾胃虚寒,乳食不化,久而成积。”可见,小儿食积由多种原因造成。食积日久可导致发热、咳嗽、夜啼等。如今夏季已至,暑湿易困遏于脾气,易发食积。家长们应该加以重视。经常有家长说:“孩子有食了,吃点儿消食药就好了。”其实不然。宝宝食积也分虚实轻重,实证治法以消食导滞为主,佐以健脾;虚证治法以健脾养胃为主,佐以消食导滞。因此,不要以为宝宝积食、不消化,用些消食药就行了,重要的是对证用药。

消导类中成药是指具有消食健脾、消痞化积功效,治疗食积停滞的中成药,分为消食导滞类和健脾消食类。

消食导滞类

消食导滞类适用于食积停滞、脘腹胀满、不欲饮食。对于脾胃虚弱或偏寒者及无积滞者不宜使用。中成药组成多以消食行气和胃的药物为主,如山楂、神曲、麦芽、陈皮等。常用药如下。

▶▶小儿消食片

消食化滞,健脾和胃。适用于食少、便秘、脘腹胀满、面黄肌瘦,食滞肠胃所致的积滞。

▶▶小儿化食丸

消食化滞,泻火通便。适用于厌食、烦躁、恶心呕吐、口渴、脘腹胀满、大便干燥,食滞化热所致的积滞。

▶▶一捻金

消食导滞,祛痰通便。适用于停食停乳、腹胀便秘、痰盛喘咳、脾胃不和、痰湿阻滞所致的积滞。

保和丸

消食导滞，理气和胃。适用于食积停滞、脘腹胀满、嗳腐吞酸、不欲饮食、食滞肠胃所致的积滞。

健脾消食类

健脾消食类具有健脾益气、开胃消食、利湿止泻的功效，适用于脾胃虚弱所致的积食，症见消化不良、食欲缺乏、大便稀溏、精神困倦、体弱无力、面黄肌瘦。中成药组方多以消食和胃、补气健脾利湿的药物为主，如人参、党参、太子参、黄芪、山药、白术等。常用药如下。

健胃消食片

健胃消食。适用于脾胃虚弱所致的食积，症见不思饮食、脘腹胀满、消化不良。

王氏保赤丸

祛滞、健脾、祛痰。用于小儿脾胃虚弱、发育不良、乳滞疳积、喘咳痰鸣、乳食减少、吐泻发热等。

启脾丸

健脾和胃。用于脾胃虚弱、消化不良、腹胀便溏。

健儿消食口服液

健脾益胃、理气消食。适用于小儿饮食不节损伤脾胃引起的纳呆食少、脘腹胀满、自汗乏力、大便不调、厌食等。

健儿散

调理脾胃，促进食欲。适用于脾虚厌食，症见食少纳呆、消化不良、消瘦乏力等。

以上简单介绍了几种有代表性的药物。宝宝积食，消食药里有学问，家长不可盲目选用消食药，须对证或遵医嘱用药，宝宝才可早日恢复健康。

肠胃不适如何用药？

消化系统疾病是儿童常见病和多发病。每逢佳节，门诊总会迎来许多

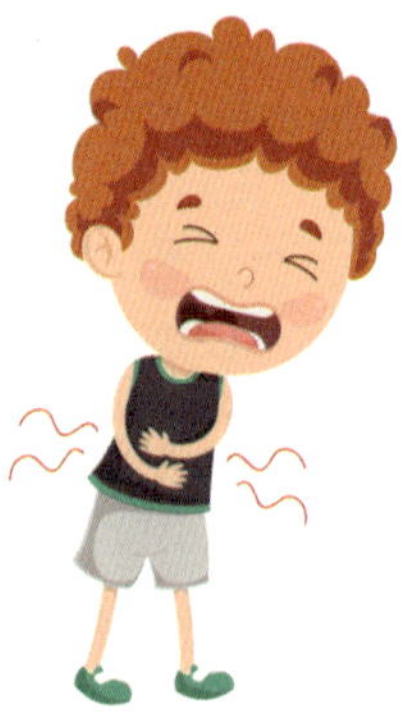

因胃肠不适而就医的小朋友,如呕吐、腹痛、便秘等。在药师进行用药交代时,患儿家属询问最多的问题就是各种消化系统疾病用药的服药时间,应该餐前吃、餐后吃还是随餐吃?每次把药交到家长的手上时,儿科药师都要反复交代用法用量及各种注意事项,这是因为服用此类药物时,不仅要考虑药理作用,还要严格掌握合理的用药时间,才能获得最佳疗效。那么,孩子肠胃不适时,究竟要如何用药呢?

常见的消化系统疾病药物主要有抗酸药、抑酸药、胃黏膜保护剂、助消化药、促胃肠动力药、止泻药、微生态制剂等。

抗酸药

抗酸药是弱碱性化合物,可以中和过多的胃酸,减少胃酸和胃蛋白酶对胃黏膜的损害,用于缓解反酸、胃痛等症状。这类药物需要在胃排空后、胃内容物较少时服用,以直接中和胃酸。

例如,磷酸铝凝胶,能缓解由胃酸过多引起的反酸等症状,适用于胃、十二指肠溃疡及反流性食管炎等酸相关性疾病的抗酸治疗。用法用量:治疗食管疾病时于餐后给药;治疗食管裂孔、胃食管反流、食管炎时于餐后和睡前服用;治疗胃炎、胃溃疡于餐前半小时服用;治疗十二指肠溃疡于餐后3小时及疼痛时服用。

抑酸药

抑酸药主要作用于胃的泌酸细胞(壁细胞),抑制胃酸分泌。其中,质子泵抑制剂(PPI)类药物的吸收容易受到胃内容物的干扰,所以建议在餐前空腹状态下服用。例如,奥美拉唑。用法用量:治疗消化性溃疡,每日1次,于早餐前0.5~1小时服用,疗程为4~8周;治疗幽门螺杆菌感染,每日2次,分别于早、晚餐前0.5~1小时服用,疗程为1周;治疗胃食管反流、糜烂性食管炎,每日1次。而H2受体拮抗剂类抑酸药,如雷尼替丁等,对胃黏膜无明显的刺激性，吸收利用基本上不受胃内容物的影响，餐后服用比餐前效果更好。

胃黏膜保护剂

常用的胃黏膜保护剂有米索前列醇、胶体铋剂、硫糖铝等。胃内药物的浓度，以及药物与胃黏膜接触的时间直接影响药物的疗效。根据这一特点，两餐之间服用此类药物效果最佳。

助消化药

助消化药，如胃蛋白酶，含有多种胃酶、胰酶和促消化酶分泌的成分，可以帮助患儿改善因消化酶缺乏引起的消化不良症状，如小儿积食、消化不良、食后腹胀等。其颗粒或片剂应于餐前服用，口服溶液应于餐后服用。此类药物遇热不稳定，应避免使用热水送服。

促胃肠动力药

促胃肠动力药可以增加胃肠运动，促进胃肠排空，改善功能性消化不良。常用的促胃动力药有多潘立酮、甲氧氯普胺、莫沙必利和西沙必利等，用于治疗由多种原因引起的消化不良症状，如腹胀、打嗝、腹部胀痛、恶心、呕吐。抗酸药和抑制胃酸分泌的药物与本品合用，可降低本品的生物利用度，建议间隔使用。血药浓度在进餐时达到最高才能更好发挥药物作用，因此，建议在餐前15~30分钟服用。

止泻药

▶▶蒙脱石散

蒙脱石散可以覆盖肠道黏膜，在肠道黏膜上形成屏障。这道屏障既可以促进黏膜的修复，又能增强防御性，从而达到止泻的目的。蒙脱石散用于治疗成人及儿童急、慢性腹泻，辅助治疗由食管、胃、十二指肠疾病引起的相关疼痛症状。胃食管反流病、食管炎患者应于餐后服用。胃炎、结肠炎和肠易激综合征患者于餐前服用。腹泻患者应于两餐中间服用，急性腹泻首剂量可加倍。服药期间应多喝水，避免因腹泻引起脱水。蒙脱石散服用后可能影响其他药物的吸收，应在服用蒙脱石散前1小时服用其他药物。

▶▶ 消旋卡多曲颗粒

消旋卡多曲颗粒用于治疗急性腹泻，用于1月龄以上婴儿和儿童的急性腹泻，必要时与口服补液或静脉补液联合使用。可以和食物、水或母乳一起服用，但须混合均匀。服药期间应适当补液。最好避免服用碳酸饮料、果冻、罐装果汁、甜点心、含糖饮料和脂肪含量较高的食物。

微生态制剂

微生态制剂用于治疗肠道菌群失调引起的肠功能紊乱，常用药物有枯草杆菌二联活菌颗粒、乳酸菌素、双歧杆菌四联活菌片、布拉氏酵母菌散等。建议餐后用低于40℃的温水或温牛奶送服，也可直接服用。本品与抗菌药、抗酸药合用可减弱疗效，最好间隔2~3小时服用。铋剂、鞣酸、药用炭、酊剂等能抑制、吸附活菌，不能并用。于2~8℃下避光保存。

▶▶ 枯草杆菌二联活菌颗粒

枯草杆菌二联活菌颗粒用于治疗因肠道菌群失调引起的腹泻、便秘、胀气、消化不良等。

▶▶ 乳酸菌素

乳酸菌素用于治疗消化不良、肠内异常发酵、肠炎、腹泻等。对乳糖、半乳糖及乳制品过敏者禁用。

▶▶ 双歧杆菌四联活菌片

双歧杆菌四联活菌片用于治疗与肠道菌群失调有关的腹泻、便秘、功能性消化不良。

▶▶ 布拉氏酵母菌散

布拉氏酵母菌散用于治疗成人和儿童腹泻，以及由肠道菌群失调所引起的腹泻症状。可与温水、甜味饮料、食物或婴儿奶液混匀后服用，须在混合后30分钟内服用。勿与超过50℃的热水或冰冻的或含酒精的饮料及食物同服。

益生菌如何益肠胃?

在人体内有许多细菌,既有好的(也叫益生菌),也有坏的,它们共同形成体内生态环境。正常情况下,体内益生菌占优势,能控制住“坏菌”,宝宝处于健康状态。但如果由于生病、滥用药物等因素,益生菌的优势地位受到威胁,“坏菌”就会趁机繁殖,导致体内环境恶化。0~7岁的儿童体内环境极不稳定,常因体内环境恶化而导致自身抵抗力下降,家长们千万不可掉以轻心。

目前临床应用的益生菌制剂种类繁多,包括双歧杆菌、粪肠球菌、芽孢杆菌、乳酸杆菌、酵母菌等,临床上常用益生菌制剂治疗感染性腹泻、便秘、肠道菌群失调、抗菌药物相关性腹泻、肠道易激综合征、炎性肠病等。如何服用此类制剂才能让益生菌益肠胃呢?

儿童腹泻病

急性腹泻病的主要治疗原则是预防和治疗脱水、继续进食、合理使用药物等,使用益生菌可以缩短腹泻病程,减少住院时间。可以使用布拉氏酵母菌散、双歧杆菌四联活菌片、枯草杆菌二联活菌颗粒。

功能性便秘

益生菌可改善粪便在肠道中的运输时间,增强肠道的运动频率,使排便次数和粪便黏稠度明显改善,并且可以缓解排便疼痛和困难症状,降低功能性便秘的复发率。可以使用枯草杆菌二联活菌颗粒和布拉氏酵母菌。

幽门螺杆菌感染

以质子泵抑制剂为基础的三联疗法联合益生菌治疗能够提高儿童Hp根除率,降低不良反应发生率。可以使用布拉氏酵母菌、双歧杆菌四联活菌片、枯草杆菌二联活菌颗粒。

药师提醒您,益生菌为活的微生物,应避免与抗菌药同时服用。若需要同时服用抗菌药，应加大益生菌剂量或错开服药时间，最好间隔2～3小时以上。布拉氏酵母菌对抗菌药不敏感，可以与抗菌药同时使用。

益生菌对人体有诸多益处，可以改善肠道内的微环境，调节肠道菌群失调，改善肠道屏障功能，增进人体健康，但家长们注意不要给孩子过度摄入，也不要过度依赖，不正确地用药可能会扰乱孩子的肠道环境，因此，服用该类药物时应谨遵医嘱，科学合理使用。

如何让益生菌与“朋友们”和谐相处？

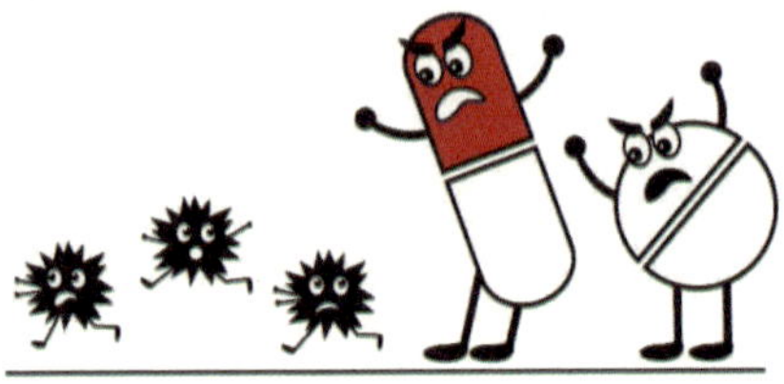

益生菌可以增加肠道正常菌群，重新建立肠道菌群平衡，缩短腹泻过程。但人体菌群应该保持在平衡状态，因此，益生菌并不是越多越好，过度摄入和补充益生菌不仅不能对人体产生积极作用，还有可能导致人体脏器负荷过重，产生负面作用，从而严重扰乱肠道环境。科学合理地使用益生菌，才能真正有益于人体微生态平衡，有益于身体健康和免疫功能的增强。当益生菌与其他药物朋友出现时，又有哪些注意事项呢？

双歧杆菌四联活菌片

用法用量：婴幼儿可以餐后用温水或牛奶送服。2~8℃下冷藏保存。用量须谨遵医嘱。

药物相互作用：氯霉素、头孢菌素、红霉素、青霉素对本品的活菌有抑制作用，应分开服用；铋剂、鞣酸、药用炭、酊剂等能抑制、吸附或杀灭活菌，不应合用。

枯草杆菌二联活菌颗粒

用法用量：用40℃以下的温开水或牛奶冲服，也可直接服用。直接服用时应注意避免呛咳，不满3岁的婴幼儿不宜直接服用。密闭，25℃以下避光干燥处保存。用量须谨遵医嘱。

药物相互作用：与抗菌药同服可减弱其疗效，应分开服用；铋剂、鞣酸、药用炭、酊剂等能抑制、吸附或杀灭活菌，不能并用。

布拉氏酵母菌散（真菌制剂）

用法用量：将小袋之内容物倒入少量温水或甜味饮料中，混合均匀后服下。也可以与食物混合或倒入婴儿奶瓶服用。本品可在任何时候服用，但为取得速效，最好不在进食时服用。本品含活细胞，请勿与超过50℃的热水或冰冻的、含酒精的饮料及食物同服。密封，于25℃以下干燥处保存。用量须谨遵医嘱。

药物相互作用：不可与全身性或口服抗真菌药物同时使用。

药师提示

- 益生菌往往不耐受胃酸，餐后服用疗效更佳。
- 益生菌不宜与吸附剂（活性炭）、收敛剂（鞣酸蛋白）同时服用，以免减弱或降低益生菌的疗效。
- 益生菌与抗菌药联合使用，应间隔至少2~3小时。布拉氏酵母菌属于真菌制剂，这类制剂不可与抗真菌药氟康唑等同时服用。
- 为了保证益生菌的活性，冲服益生菌制剂时水温不宜超过40℃；片剂用温水送服。

什么是幽门螺杆菌？

2023年6月，中国疾病预防控制中心传染病预防控制所发布的《中国幽门螺杆菌感染防控》白皮书指出，我国居民幽门螺杆菌（Hp）感染率近50%。据调查，儿童幽门螺杆菌的感染率为25%～64.39%，儿童胃病常见的五大病因之首就是感染了幽门螺杆菌。今天就带大家认识一下幽门螺杆菌。

幽门螺杆菌是一种微厌氧、寄生在胃内的细菌，呈螺旋形，带有2~7条鞭毛。它们黏附于胃黏膜上及细胞间隙中，逐渐侵蚀胃黏膜，是人体内不怕胃酸的、唯一能在胃内长期存活的细菌。它们是慢性胃炎、消化性溃疡的主要病因。

儿童Hp感染的症状

当孩子出现以下症状时，家长们要引起重视，带孩子去正规医院进行幽门螺杆菌检测。

1. 反复腹痛、食欲下降、恶心呕吐、反酸、嗳气、呕血、便血、营养不良、便秘、早饱等。
2. 存在无法解释的缺铁性贫血。
3. 长期服用阿司匹林等损害胃的药物。
4. 已存在慢性胃炎、十二指肠溃疡等疾病。

需要注意的是，在带孩子去医院检查之前，要停用抗菌药（克拉霉素等）、铋剂（枸橼酸铋钾等）4周以上，质子泵抑制剂（奥美拉唑等）要停药2周以上，否则会影响检查结果。

远离幽门螺杆菌，预防是关键

- 餐前便后洗手，不给幽门螺杆菌留机会。
- 食物要经过高温，水要烧开，肉要做熟，牛奶要消毒。
- 少吃刺激性食物，少食多餐，细嚼慢咽。
- 家里有感染患者建议分餐。
- 一定要避免给孩子口对口喂食。
- 牙具定期换，建议使用一段时间漱口水和抑菌牙膏。

如何消灭幽门螺杆菌

认识了幽门螺杆菌，我们再来看一看如何消灭它(表3.1和表3.2)。

表3.1 儿童Hp感染的常用药物

药物类型	代表药物
抗酸分泌药	质子泵抑制剂：奥美拉唑、埃索美拉唑(通过抑制 H^+-K^+-ATP酶的活性，而抑制胃酸的分泌，餐前服用)
抗菌药	阿莫西林、甲硝唑、替硝唑、克拉霉素(杀灭细菌)
铋剂	胶体次枸橼酸铋剂(>6岁，是胃黏膜保护剂，呵护受损的胃黏膜，故餐前服用)

表3.2 儿童Hp感染的常用治疗方案

方案名称	治疗方法
三联疗法	质子泵抑制剂+3选2(克拉霉素+阿莫西林+甲硝唑/替硝唑)，疗程为7~14天
序贯疗法	质子泵抑制剂+阿莫西林5天，质子泵抑制剂+克拉霉素+甲硝唑5天
四联疗法	质子泵抑制剂+胶体次枸橼酸铋剂+3选2(克拉霉素+阿莫西林+甲硝唑/替硝唑)，疗程为7~14天
伴同疗法	质子泵抑制剂+克拉霉素+阿莫西林+甲硝唑，疗程为10~14天

并非所有的Hp感染者都会得“胃病”。如果确认孩子感染了幽门螺杆菌，千万不要擅自给孩子吃抗菌药，因为初始治疗不规范，可能会出现细菌耐药，细菌一旦耐药，后期治疗会比较困难。因此，家长应去正规医院，让医生对孩子的综合状况进行评估后，再根据病情及耐药情况等个体化灵活地选择用药方案。

腹泻、呕吐为何要补液盐？

腹泻病主要症状为腹泻、呕吐。腹泻、呕吐会造成体内水分和电解质的快速丢失，容易引起脱水和电解质紊乱。尤其是儿童，脱水进展快，严重时会导致休克，甚至死亡。因此，预防和治疗脱水是腹泻病治疗的重中之重。

口服补液盐是一种电解质补充药，能预防和治疗由腹泻引起的轻至中度脱水，用于水、钠和钾丢失的失水及急性腹泻。用法用量：取本品1包，加温开水1L，溶解后口服。轻度脱水者按50mL/kg体重用量，于4~6小时内服完；中度脱水者按80~100mL/kg体重用量，于4~6小时内服完；重度脱水者必须先行静脉滴注输液，控制酸中毒，在补充一定量的液体后，再改服本品，剂量酌情，腹泻停止后即停服。

为什么孩子刚发生腹泻就需要喝口服补液盐？

因为腹泻的主要危害是脱水，脱水是腹泻导致死亡的主要原因。腹泻时，人体内的水分和电解质会随大便和呕吐物一起排出体外，易出现脱水及电解质紊乱，特别是儿童对水需求量大，细胞外液水平不够稳定，特别容易出现脱水，一旦出现脱水，就会造成水分和电解质的大量丢失。其实很多患儿疾病的加重或恶化并不是因为病情本身，而是因为脱水造成的，有的患儿会出现低血容量性休克，甚至有生命危险。因此，预防脱水和治疗脱水是腹泻治疗的重中之重。

孩子一次喝不下要求的剂量，怎么办呢？

很多家长反映孩子一次喝不完规定的剂量，问能不能少喝点儿。

当然不建议。一定要足剂量地给患儿喂服，因为如果不及时足剂量地补充口服补液盐，患儿因腹泻、呕吐丢失的水分和电解质就得不到充分的补充，会导致脱水的发生。喂药应遵循“少量多次”的原则，最好每2~3分钟喂1次，每次10~20mL。这样每小时就能给孩子补充150~300mL液体，对于较小的婴幼儿，可以用勺子、滴管或小杯子频频地喂，直到喂够所需的剂量。如果孩子出现呕吐现象，停10分钟再慢慢地喂。

需要注意的是，口服补液盐易吸湿，葡萄糖吸湿后易变色，应储存在防湿容器中。如果药物结块变质，就不可再用。当脱水得到纠正，腹泻停止，应即停服，以避免高钠血症等不良反应。

如何消灭寄生虫?

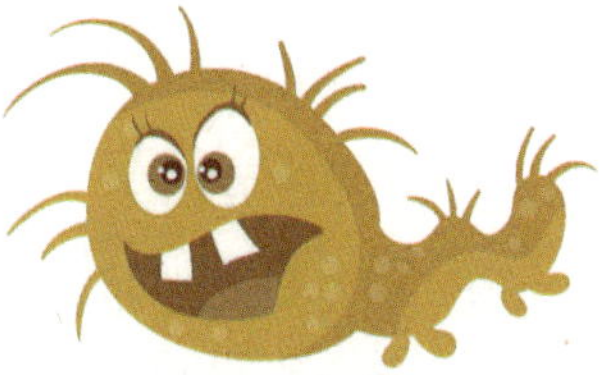

儿童是肠道寄生虫感染的多发人群,夏季多食生冷食物容易增加儿童寄生虫感染的概率。儿童感染寄生虫后可出现丘疹、荨麻疹,甚至哮喘,还可能引起腹痛、腹泻、发热等,对健康危害较大,严重时可对生长发育造成不良影响。那么,如何消灭寄生虫呢?我们马上揭晓。

肠道寄生虫病及其危害

肠道寄生虫是寄生于人体肠道内,依靠吸食人体的营养而生存和繁殖的虫类。肠道寄生虫感染以蛔虫感染最为常见。肠道寄生虫感染会导致儿童出现营养不良、缺铁性贫血和肺部损伤等问题,严重影响生长发育和身体健康。

肠道寄生虫病的预防

要预防肠道寄生虫感染,养成良好的卫生习惯至关重要。餐前、便后要洗手,勤剪指甲,改掉吮手指、咬指甲的习惯,防止手指上的虫卵通过口腔进入肠道,引发寄生虫病。瓜果要洗干净后再吃,食物应该煮熟再吃,水也应该经过消毒或煮沸再饮用。

肠道寄生虫病的常规药物治疗

▶▶阿苯达唑

阿苯达唑是广谱、高效、低毒的苯咪唑类抗虫药物之一。该药驱蛔虫作用较缓慢,常于用药后2~4天才从粪便中排出蛔虫。2岁以下儿童禁用。口服,吞咽困难的患儿可以将药片压碎,并用少量水送服。2岁以上儿童单纯蛲虫感染、单纯轻度蛔虫感染每次1片,仅服1次(1次即为1个疗程)。

▶▶甲苯达唑

蛲虫病:单剂1片。此病易再感染,最好在用药2周和4周后分别重复用药1次。

蛔虫病、鞭虫病、十二指肠钩虫病及混合感染：每日2次，每次1片，连服3日。

绦虫病和粪类圆线虫病：每日2次，每次1片，连服3日。

▶▶ 枸橼酸哌嗪

蛔虫病：每日100~160mg/kg，最大剂量为3g，睡前顿服，连用2天。

蛲虫病：每日60mg/kg，最大剂量为2g，分2次服，连用7~10天。

用药注意事项

▶▶ 2岁以下小儿一般无须服用驱虫药

2岁左右的小宝宝与大龄儿童相比接触虫卵的机会少，所以进入体内的虫卵较少。此外，服用驱虫药后，药物需要经肝脏分解、代谢或经肾脏排泄。2岁以内的小宝宝肝、肾等器官发育尚不完善，驱虫药可能会损伤其娇嫩的肝脏和肾脏。

▶▶ 驱虫药应空腹服用

一般在空腹情况下服用驱虫药，可以使药物更好地作用于虫体，达到驱虫效果。在服药期间须关注大便的情况，适当给予泻下药。

▶▶ 多喝水，多吃含植物纤维素的食物

水和植物纤维素能加强肠道蠕动，促进排便，及时把被药物杀死或麻痹的虫体连同粪便一起排出。植物纤维素含量高的食物有谷类、坚果、新鲜蔬菜（芹菜、韭菜、菠菜等）。辛辣热等刺激性食物容易引起便秘而影响驱虫效果，服驱虫药期间要少吃。

▶▶ 多吃酸性食物

蛔虫有“得酸则伏”的特性，因此，儿童服用驱虫药后，如果能吃一点具有酸味的食物（如乌梅、山楂、食醋等），有利于蛔虫的排出。

乳糖不耐受的宝宝，可服用含乳糖的药物吗？

乳糖在药品中通常扮演辅料的角色，由于其具有良好的可压性、流动性，并可用于粉末直接压片，在药物的制备过程中，一般用来作为固体制剂的填充剂。

对于乳糖不耐受的宝宝，有些家长会有疑问，含有乳糖的药物是否可以服用呢？

我们先来了解一下乳糖不耐受都有哪些分型吧。

根据病因，乳糖不耐受一般分为先天性乳糖不耐受型、原发性乳糖不耐受型、继发性乳糖不耐受型和发育性乳糖不耐受型。先天性乳糖不耐受是由乳糖酶先天性缺乏或乳糖酶活性不足引起，属于常染色体隐性遗传，这一类型较为少见。原发性乳糖不耐受是由于乳糖酶活性随年龄增长逐渐降低引起的，是成人乳糖不耐受最常见的类型。继发性乳糖不耐受多继发于各种肠道感染性疾病、克罗恩病、营养不良致小肠萎缩等疾病，这些疾病使小肠绒毛膜上皮细胞受损，乳糖酶分泌减少，继而发生乳糖不耐受。这种变化通常是可逆的，随着原发疾病的治愈，乳糖酶的活性可恢复正常。发育性乳糖不耐受多见于早产儿，属于相对乳糖酶缺乏，即婴幼儿摄入乳糖含量超过肠道乳糖酶所能分解的最大乳糖负荷量所致。

了解了这几种类型的乳糖不耐受，其实有一部分乳糖不耐受的患儿并非严格不能摄入含有乳糖的食物或药物。除先天性乳糖不耐受外，减少患儿乳糖的摄入量，可能不会引起患儿出现相关临床症状。

一项研究发现，77%的乳糖不耐受成人患者至少可以承受12g乳糖（相当于250~300mL牛奶）而不出现临床症状。乳糖作为药物的辅料之一，在药物中的含量并不高，单次服用剂量的药物乳糖含量更少。除严格不可摄入乳糖的患儿外，多数乳糖不耐受的患儿是可以服用含有乳糖的药物的。

对于经医师判断严格不可摄入乳糖的患儿，可选择不含乳糖的药物，家长们可以通过药品说明书中“成分”项下“辅料”中的内容来了解该药品是否含有乳糖。

另外，需要指出的是，有些益生菌制剂中含有乳糖，但家长大可不必过度担心。益生菌是治疗乳糖不耐受常用的药物之一。有些益生菌（如双歧杆菌）可合成β-半乳糖苷酶，分解乳糖。布拉氏酵母菌是一种真菌制剂，可释放多胺因子（如精胺）激活肠道黏膜内的双糖酶活性，促进乳糖分解。

中药调养脾胃还有什么妙招儿?

儿童正处于身体生长发育旺盛的阶段,迫切需求大量的水谷精微,但儿童脾胃的运化功能与成人相比较弱,容易因饮食不节、偏食、过度进补等原因损伤脾胃,所以在儿童的众多疾病中脾胃病多发。近年来,儿童脾胃病的发病率有逐渐升高的趋势。脾胃病若长期得不到治疗,可导致儿童营养不良、免疫力下降、反复呼吸道感染,严重时还能影响儿童的生长发育、智力发展。中药治疗儿童脾胃病具有临床疗效好、不良反应小的优势。那么,家长们在家可以用哪些简单易行的中药妙招儿来帮助孩子调理脾胃呢?

山楂

山楂具有消食、健胃、行气的作用,特别是对于油腻的肉食具有很好的消化作用。如果孩子有口气酸臭、大便腐臭、舌苔黄厚腻等积食表现,可以用山楂煲水给孩子喝,帮助孩子消食健胃、行气导滞。但需要注意的是,由于山楂无明显的补益作用,并且过量食用易引起胃酸过多,所以脾胃虚弱而且无积滞或胃酸分泌过多的孩子应当慎用。

山药

山药具有补脾养胃的作用。若孩子有厌食、饭量少、身体消瘦、餐后腹胀或容易腹泻等脾虚症状,家长们平时可以使用山药给孩子煮粥喝,帮助其健脾止泻。

陈皮

陈皮具有理气健脾化痰的功效。首先,具有腹胀嗳气或食少呕吐症状的孩子,家长可以在煮粥时为孩子加入少许陈皮,陈皮对于呕吐呃逆具有较好的功效;其次,陈皮对伴有寒湿阻中、气滞的患儿的症状改善尤为适宜,平时可以给这些孩子喝一些陈皮水,帮助其理气健脾。对于脾胃虚弱的孩子,家长们不妨试试以上3种药食同源的中药,通过饮食上的调理提升孩子的脾胃功能。

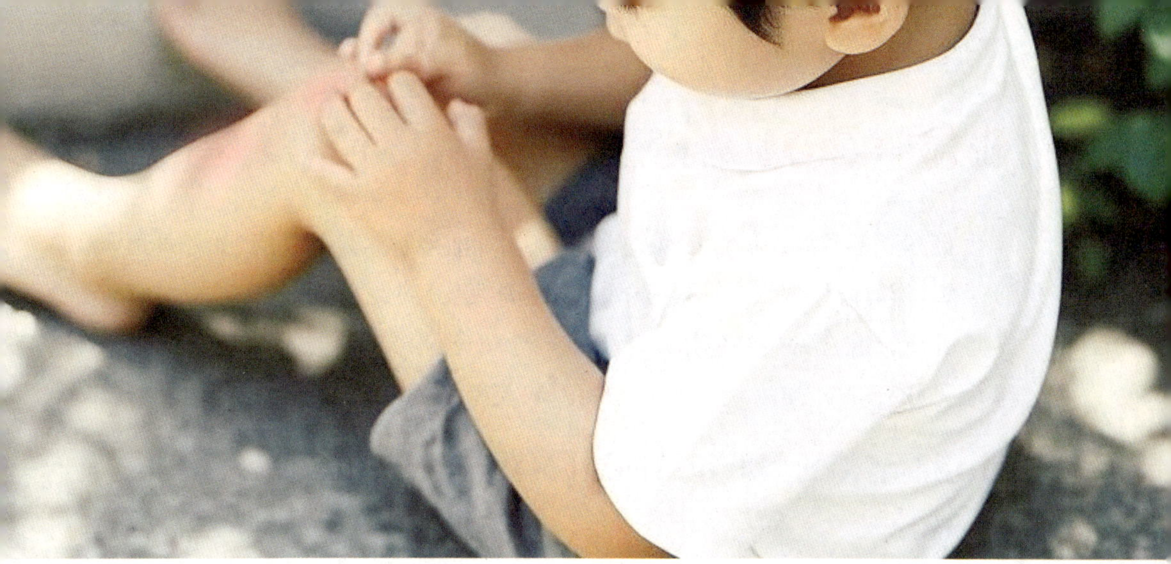

第四章 皮肤及五官科常见病及用药

儿童皮肤及五官科常见病有哪些?

儿童皮肤的相对面积(皮肤占总体重的比例)较大,角质层细胞含水量高、结构较为松散,导致皮肤通透性较高。同时,由于儿童皮肤的出汗和调节体温功能不成熟,真皮层发育也不完善,因此,比较容易受到外伤。儿童常见的皮肤疾病包括感染性皮肤病(如脓疱疮)、儿童过敏性疾病(即变态反应性疾病,如特应性皮炎、荨麻疹、药疹)、红斑丘疹鳞屑性皮肤病(如银屑病、玫瑰糠疹)、遗传性皮肤病(如鱼鳞病、白化病、掌拓角化病)、儿童疱病、色素异常性皮肤病(如白癜风)、皮肤附属器疾病(如指甲或趾甲营养不良、痤疮、痱)、代谢性皮肤病、寄生虫和昆虫性皮肤病等。

儿童眼部常见疾病包括结膜疾病(如结膜炎,按病因可分为细菌性、衣原体性、病毒性、真菌性和过敏性)、眼睑疾病(如上睑下垂、眼睑水肿、慢性睑缘炎、睑腺炎、睑板腺囊肿、睑内翻、睑外翻、眼睑闭合不全)、泪器疾病(如新生儿泪囊炎、急性泪囊炎)、角膜疾病(角膜炎、角膜软化症、角膜变性和营养不良)、先天性白内障、青光眼、屈光不正、斜视、弱视、眼球震颤、眼外伤等。

儿童鼻部常见疾病包括鼻部先天性畸形、感染性疾病(如鼻疖、急性上颌骨骨髓炎)、鼻出血、鼻腔异物、鼻窦炎、变应性鼻炎等。

儿童耳部常见疾病包括耳先天畸形（如耳前瘘管）、外耳疾病（如外耳道炎、外耳道耵聍栓塞）、中耳疾病（如急性中耳炎、分泌性中耳炎）等。

儿童口腔常见疾病包括龋齿、畸形、牙髓炎、根尖周炎、牙齿外伤、牙龈炎、牙周炎、口炎、溃疡、手足口病、口角炎、流涎症等。

■ 引起婴幼儿皮肤过敏的原因有哪些？如何预防婴幼儿皮肤过敏？

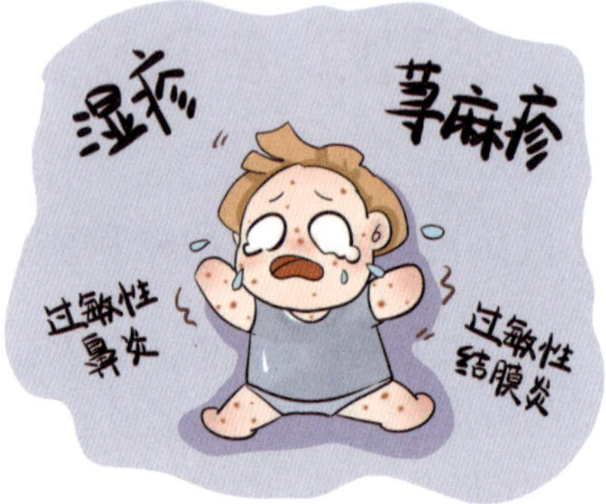

秋季天气逐渐转凉，风大、空气干燥，是过敏性疾病的多发季节，而婴幼儿的皮肤细腻、薄嫩，对外界刺激的抵御能力不如成人，因此，季节性过敏性皮肤病不容忽视。

婴幼儿过敏性皮肤病主要包括湿疹、特应性皮炎、尿布皮炎、脂溢性皮炎等，最常见的当属湿疹。湿疹多发于婴幼儿的头皮及面部，急性期表现为红斑、红疹、丘疱疹、水疱甚至糜烂及渗水；慢性期表现为粗糙肥厚、干燥脱皮。

引起婴幼儿皮肤过敏的原因

引起婴幼儿皮肤过敏的原因比较复杂，食物是其中一个重要原因。一旦宝宝出现过敏，家长首先要排查宝宝的食物中是否存在过敏原，常见的过敏原食物有海鲜、花生、马铃薯、水果、牛奶及奶制品、鸡蛋、食用色素、牛肉、猪肉等。

我们生活的环境中还存在很多致敏因素，例如，花粉、灰尘、烟雾、化妆品、汽油、杀虫剂、清洁剂、宠物、地毯等。这些常见过敏原是造成宝宝皮肤过敏的主要因素，在诊治上需要开展过敏原测试，弄清引发疾病的源头，避免再接触过敏原。

也有部分婴幼儿的过敏是由药物引起的。容易导致婴幼儿过敏的常见药物包括以下几类。

▶▶解热镇痛药：如阿司匹林泡腾片、复方乙酰水杨酸片（APC）等含有阿司匹林的口服退热药。

▶▶磺胺类药物：如复方磺胺甲噁唑。

▶▶青霉素类抗菌药：如肌内注射的青霉素，静脉点滴用的氨苄西林等。

▶▶其他各种疫苗及一些中草药也可引起药疹。

如何预防婴幼儿皮肤过敏

▶▶刨根问底——从吃上找原因

如果宝宝过敏发生在吃了某种食物后，那么过敏原就可能存在于该种食物中。对于有明确过敏的食物，哺乳期母婴都需要避免吃。还要避免辛辣的食物，因为宝宝的肠道免疫力低下，辛辣容易刺激宝宝的肠胃出现内热，影响正常新陈代谢，从而导致皮肤过敏。此外，建议尽量采用母乳喂养，添加辅食时，由少到多一种一种地添加，使宝宝慢慢适应。

▶▶避免污染——穿衣也有讲究

家长在给宝宝挑选衣服时要注意材质的选择，避开材质中含有化学纤维的衣服，最好给宝宝选择纯棉材质的衣服。棉质的衣服质地比较柔软，亲肤度特别高，透气性也很好，可以让宝宝的身体时刻处于干爽的状态。此外，还要勤换洗衣物和床单，不养宠物、不铺地毯、少养花草，尽量减少生活环境中的过敏原。

▶▶保持清洁——干净最重要

婴幼儿的新陈代谢比较旺盛，与成人相比更容易出汗，尤其是在炎热的夏季。在这种情况下，就需要多给宝宝洗澡，只有让皮肤保持干爽、清洁，才能更好地预防宝宝皮肤过敏。给宝宝选择清洁用品和护肤品时，也要选择温和不刺激的产品，以免刺激宝宝的皮肤。

宝宝发生了皮肤过敏怎么办

如果宝宝发生了皮肤过敏，家长们也不要着急，药师给您几个小建议。

▶▶ 若宝宝过敏不严重，建议加强护理，使过敏症状自然消退。先搞清楚过敏原是什么，避免宝宝与其再接触。日常护理方面，可以先用凉水清洗过敏的部位，继而用毛巾包裹冰块进行冷敷。用婴幼儿保湿型护肤品涂抹过敏部位，缓解皮肤的干涩感。

▶▶ 若宝宝过敏反应严重，则应及时到医院就诊，进行检查，遵医嘱用药。婴幼儿的皮肤过敏用药的原则是专病专药、专人专用；不要选择偏酸或偏碱性的药物，以免刺激宝宝的皮肤；尽量不选择激素类药物，必须使用时，选择激素含量较低的药物。

■ 儿童特应性皮炎

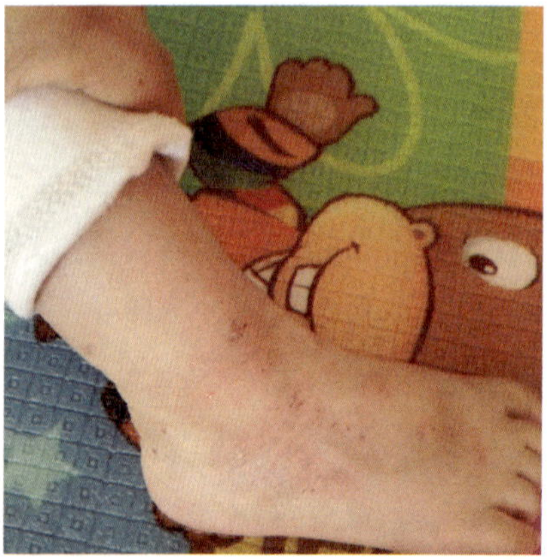

特应性皮炎（AD）是一种慢性反复发作的炎症性皮肤病，以剧烈瘙痒和湿疹样损害为主要特征，多发于儿童，大多数于婴儿期发病，患儿往往有特应性体质（过敏体质）。因患者常合并过敏性鼻炎、哮喘等其他特应性疾病，因此，被认为是一种系统性疾病。AD患者往往有剧烈的瘙痒，严重影响生活质量。过去30年里，全球范围内AD的患病人数逐渐增加。

儿童特应性皮炎的病理机制

▶▶ 遗传学机制

AD属多基因疾病，遗传是构成AD易感性的重要因素。AD的发病有母系遗传倾向。遗传因素主要影响皮肤屏障功能与免疫平衡。

▶▶ 免疫学机制

AD患者的皮肤屏障功能存在障碍，金黄色葡萄球菌、病毒、尘螨等抗原可经皮肤进入人体。暴露于抗原后，人体产生的IgE与其受体结合诱导肥大细胞脱颗粒，释放多种炎症介质，导致AD的急性炎症反应。

皮肤屏障功能受损通常表现为皮肤pH值上升，经表皮水分丢失增加，水含量下降及皮脂含量降低。反复搔抓是导致皮肤炎症加重和持续的重要原因。

儿童特应性皮炎的临床表现

本病在不同年龄段有不同的临床表现，通常可分为婴儿期、儿童期和青年成人期。

▶▶婴儿期（出生～2岁）

约60%的患者于1岁以内发病，以出生2个月以后为多。皮损多分布于两颊、额部和头皮，皮疹以急性湿疹表现为主，后逐渐蔓延至四肢伸侧。

▶▶儿童期（2～12岁）

儿童期多由婴儿期演变而来，也可不经过婴儿期发生，多发生于面颈、肘窝、腘窝和小腿伸侧，以亚急性和慢性皮损为主要表现，皮疹往往干燥肥厚，有明显苔藓样变。

▶▶青年成人期（12岁以上）

青年成人期以亚急性和慢性皮炎为主，主要发生在肘窝、腘窝、颈前等部位，大部分呈干燥、肥厚性皮炎损害，部分患者也可表现为痒疹样。

儿童特应性皮炎的治疗要点

▶▶外用药物治疗

外用糖皮质激素是治疗和控制各期AD的一线药物。

“激素恐惧”日益成为困扰皮炎湿疹类皮肤病患儿家长的梦魇，药师常常会听到患儿家长语气坚定地说：我们家宝宝坚决不用激素，激素会影响生长发育，激素会导致宝宝变胖，激素会形成依赖性……

事实是否真的如此呢？激素真的是万恶的敌人吗？

糖皮质激素的作用广泛而复杂，并且随剂量不同而变化。在生理情况下，其主要影响正常物质代谢过程，还具有抗感染、抗过敏和抑制免疫反应等多种药理作用。不适当使用或长期大剂量使用糖皮质激素可导致多种不良反应和并发症。

糖皮质激素有注射、口服、外用等剂型。常用的外用糖皮质激素(甾体激素)包括氢化可的松、糠酸莫米松、卤米松、地塞米松、丙酸氯倍他索、地奈德等(表4.1)。

表4.1　常见外用糖皮质激素的使用注意事项

作用强度	药物名称(浓度)	适用部位	特殊人群用药
弱效	氢化可的松乳膏、0.05%地奈德乳膏/软膏、0.01%氟轻松乳膏、0.025%曲安奈德乳膏、0.1%戊酸倍他米松	轻至中度皮损、面颈部及皱褶部位(如腋窝、腹股沟、会阴部等)	儿童:尽可能选择弱效TCS,超强效和强效TCS尽量不用于12岁以下的儿童。12岁以下的儿童连续使用中效TCS一般不超过2周,不应大面积长期使用 孕妇:慎用TCS,必须使用时,选用弱中效TCS,妊娠早期勿用含氟激素,如氟轻松、地塞米松等
中效	0.05%丙酸氟替卡松乳膏、0.1%糠酸莫米松乳膏、0.1%丁酸氢化可的松乳膏、0.1%曲安奈德乳膏、0.025%氟轻松软膏及乳膏、0.2%戊酸氢化可的松乳膏		
强效	0.05%卤米松乳膏、0.05%二丙酸倍他米松乳膏、0.1%戊酸倍他米松乳膏、0.25%去羟米松软膏剂及乳膏、0.1%哈西奈德乳膏/软胶膏、0.1%糠酸莫米松软膏、0.05%醋酸氟轻松乳膏/软膏、0.025%丙酸倍他米松软膏		
超强效	0.1%氟轻松乳膏、0.05%氯倍他索乳膏、0.05%醋酸双氟拉松软膏	重度、肥厚型皮损	

应注意的是,薄嫩部位应避免使用强效糖皮质激素;面颈部易吸收糖皮质激素,故应短期使用;在正确的用法用量下使用糖皮质激素,对孩子是相对安全的。外用糖皮质激素是把双刃剑,用时做到“心中有数”,既不“滥用”,也不“畏用”,在医生的指导下合理使用,就能将治疗作用最大化、不良反应最小化。

▶▶ 系统药物治疗

第一代抗组胺药具有镇静作用,可用于止痒,第二代抗组胺药还可通过抗炎症细胞因子活性而发挥效用。抗组胺药在AD治疗中的最大优势是能缓解合并的过敏症状，如过敏性哮喘和荨麻疹等。

孩子得了湿疹怎么办？

湿疹是由多种内外因素引起的瘙痒剧烈的皮肤炎症反应，我国一般人群的患病率为3%~5%，儿童可达10%~20%。

引起儿童湿疹的原因

内因：慢性消化系统疾病、精神紧张、内分泌失调、感染等。

外因：气候变化、食物、外界刺激（如日光、干燥、炎热），以及各种动物皮毛、植物、化妆品、人造纤维等。

如何预防湿疹的发生

▶▶避免外界刺激

外界刺激包括热水烫洗，过度搔抓、清洗及接触可能的致敏物质等。应少接触化学成分用品，如肥皂、洗衣粉等。

▶▶避免致敏食物

致敏食物如海鲜、花生、鸡蛋等。

▶▶避免乱用药

湿疹在不同阶段与程度用药不同，应遵医嘱，在医生的指导下用药。

湿疹的常用药品

▶▶抗组胺药

适用于缓解瘙痒性皮肤病及其他过敏性皮肤病的症状。

★氯雷他定

12岁以上儿童：每天1次，每次2茶匙（10mL）；2~12岁儿童：体重>30kg，每天1次，每次2茶匙（10mL）；体重≤30kg的儿童，每天1次，每次1茶匙（5mL）；2岁以下儿童：用药请咨询医生，必须在成人的监护下使用。

▶▶抗菌药类软膏

适用于亚急性及慢性湿疹。可与激素类软膏联合使用。

★氯霉素乳膏

外用，涂擦患处，每天2次，或遵医嘱。使用过程中如发生刺激性反应，应停止用药或遵医嘱。

▶▶激素类软膏

适用于过敏性皮炎、脂溢性皮炎、过敏性湿疹。激素类软膏具有抗炎、抗过敏、止痒作用，在临床使用广泛，并且疗效较好。治疗湿疹常用的激素类软膏一般都是弱效或中效药物，家长无须过度担心不良反应。

★氢化可的松乳膏

局部外用，取本品适量涂于患处，每天2次。

针对儿童湿疹，保湿很重要。一定要在医生的指导下规范使用药物，切勿盲目听从推荐给孩子使用药物。

■ 什么是糖皮质激素？儿童如何使用糖皮质激素？

在许多儿童常见皮肤病的治疗中都需要有外用糖皮质激素的参与，然而，有时家长们无法仅从药物的名称中了解到其是否含有激素，从而容易导致过度使用外用糖皮质激素。也有一部分家长因为担心激素的不良反应，不敢给宝宝用含有激素的药物，导致延误病情。

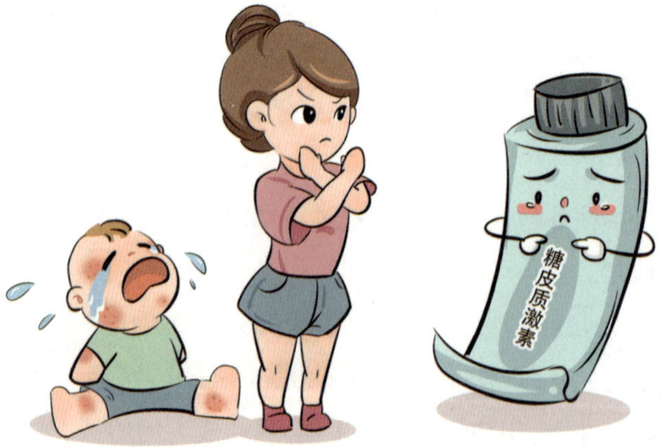

其实，外用糖皮质激素是皮肤科用药中不可或缺的一部分，它更像是一把双刃剑，如果使用得当，则治疗效果良好；若使用不当，可能会适得其反，不但治不好病，还会加重病情。下面对于皮肤外用糖皮质激素做简单的介绍。

什么是糖皮质激素类药物

糖皮质激素类药物是人工合成的肾上腺糖皮质激素，属于甾体类固醇类激素药物，又称为皮质类固醇，具有调节糖、脂肪和蛋白质的生物合成和代谢的作用，还具有抑制免疫应答、抗炎、抗病毒、抗休克、抗过敏的作用。

值得注意的是，糖皮质激素属于肾上腺皮质类固醇，不含性激素，所以家长们可以放心使用，它不会导致儿童性早熟。

儿童如何选择外用糖皮质激素

根据糖皮质激素的作用强度，我国卫生健康委员会颁布的《糖皮质激素类药物临床应用指导原则》采用四级分类法，分为弱效、中效、强效、超强效。对于外用糖皮质激素的选择应遵循以下原则。

1 儿童应尽量避免使用强效及超强效外用糖皮质激素，首选弱效及中效外用糖皮质激素。

2 应尽量选用疗效确切、不良反应极少的“软性激素”。目前国际公认的“软性激素”有：0.1%泼尼卡酯霜、0.1%甲泼尼龙醋丙脂霜、0.1%糠酸莫米松霜和0.05%丙酸氟替卡松霜。临床常用的药物为后两种。“软性激素”外用后在局部被酯酶迅速代谢为无活性的降解产物，吸收后不良反应轻微，减少了对HPA轴的抑制和局部不良反应，因此适合儿童使用。

3 婴幼儿的皮肤较薄嫩，应尽量使用弱效激素，如0.05%地奈德乳膏。弱效激素适用于儿童轻至中度皮肤病，包括面部和间擦部位（如腋窝、颈部、腹股沟、肛周、肘膝窝等）的皮肤。可短时间大面积使用，必要时可长期使用。

4 中效激素适用于儿童轻至中度皮肤病。如0.1%丁酸氢化可的松乳膏，适用于过敏性皮炎、脂溢性皮炎、过敏性湿疹及苔藓样瘙痒症等。12岁以下儿童连续使用应尽量不超过2周。

儿童外用糖皮质激素的使用注意事项

1 儿童患皮肤病严重时须及时就医，根据医生的建议选择合适的药品，不可一味抵制激素类药物，同时也要注意不应滥用激素。一般情况下，儿童连续两周使用中效、弱效激素外用药是安全的，不会引起局部和全身不良反应。

2 初次使用皮肤外用药时，不要急于直接涂于患处，可先小面积地在正常皮肤处使用，确定无过敏反应再行使用即可，并且不宜在皮肤的破损及糜烂处使用。

3 尽量通过正规渠道购买药品，不要随意从网络上购买来路不明、成分模糊的药品，以免使用后产生不良反应。

4 对于过期或已经开启超过4周的外用制剂，不要抱有侥幸心理继续使用，这种情况下药品的性质很可能已经发生改变，不仅达不到治疗效果，甚至还有可能产生不良反应。

对于外用糖皮质激素应该谨慎使用，但也不必谈激素色变，建议家长们在医生或药师的指导下给孩子用药。

■ 儿童擦伤的消毒用药怎样选择？

夏、秋季节，孩子进行户外运动的机会增多，如果一不小心摔倒擦伤，消毒用药就必不可少了。那么，常见的消毒用药有哪些呢？现在跟着药师一起来看一下吧。

创口贴

创口贴是一种容易获得的外伤药品，可以对伤口进行快速处理。其主要由无纺布和苯扎氯铵组成，苯扎氯铵具有广谱高效的杀菌作用。创口贴通过包扎，还能起到止血的作用。使用创口贴时要注意，它只能用于浅表的皮肤破损，对过深的伤口不适用。

碘伏

碘伏相对于碘酒（碘酊）具有刺激小、不需要酒精脱碘的优势，可用于皮肤黏膜破损伤口的消毒，对于大部分细菌包括真菌都有消灭作用。

过氧化氢溶液

过氧化氢溶液俗称“双氧水”，具有很好的止血作用，因此，比较适用于新鲜的刀割伤、陈旧的感染化脓伤，以及有破伤风风险的伤口。但是伤口经过“双氧水”的冲洗会引起剧烈的疼痛，同时，“双氧水”不宜接触眼睛和外耳道的皮肤破损处，以免影响视力和听力。

红霉素软膏

红霉素软膏是一种常见的外用抗菌药，用途非常广泛，适用于感染及比较轻微的划伤，如挫伤、划伤。对伤口进行消毒处理之后，薄薄地涂上一层即可。

乳酸依沙吖啶溶液

乳酸依沙吖啶溶液又称为“黄药水”，其主要用于小面积的感染，以及外伤创面的消毒，可杀灭革兰氏阳性细菌，特别是球菌。需要注意的是，其不可以与碘制剂及含氯溶液、苯酚等同时使用。

有些家长可能还会有这样的疑惑：我的孩子跌倒受伤了，需不需要注射破伤风针呢？

如果您的孩子有以下几种情况，建议注射破伤风针，可以选择破伤风抗毒素或破伤风人免疫球蛋白，以免造成破伤风杆菌感染，引起生命危险。

- 伤口面积较大，污染较为严重，伤口被污泥覆盖。
- 伤口小且深，伤口内部创伤面积较大。
- 被生锈的金属，如生锈的钉子、生锈的铁板割伤之后。

当孩子发生简单的外伤，家长们可以自行选择药物处理。受伤较为严重时，需要及时前往医院进行清创处理，必要时需要进行缝合处理。夏秋季节，孩子的四肢裸露在外，跌倒时非常容易挫伤皮肤，家长们一定要看护好孩子，尽量避免危害发生。

眼药水分为哪些种类？

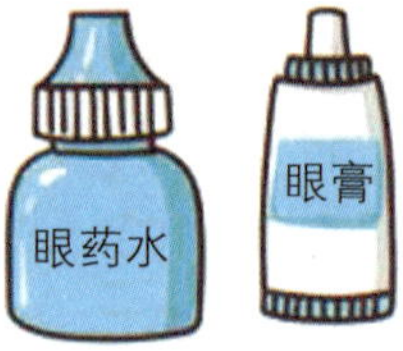

目前的眼药水分为抗菌药类、抗病毒类、激素类和人工泪液等几类，有需要时要在眼科医生或药师的指导下，根据眼部疾病的种类选择对应的眼药。

抗菌类眼药水

常见的抗菌类眼药水有氯霉素、利福平、氧氟沙星、红霉素等。

哪些人适合用抗菌类眼药水呢？

- 眼睑有感染性炎症的患者。
- 泪道有感染性炎症的患者。
- 结膜有感染性炎症的患者。
- 角膜有感染性炎症的患者。
- 眼科手术后需要预防和治疗感染的患者。

要注意抗菌类眼药水不可乱用，否则会破坏眼睛的菌种生态，加重病情。

清凉滋润类眼药水

清凉滋润类眼药水的主要成分有珍珠液、冰片、薄荷、樟脑、熊胆、鱼腥草等。这类眼药水大部分含有防腐剂，长期滴此类眼药水会破坏眼表，导致眼表上皮坏死，看东西会有异物感等不适。

祛红血丝眼药水

主要成分：盐酸萘甲唑啉、盐酸羟甲唑啉、盐酸四氢唑啉等。

适用于眼睛局部感染的患者，如过敏性结膜炎，急性角膜炎等。祛红血丝眼药水不要乱用，因为眼红的原因有很多，发炎、眼表出血、外伤、受到刺激（如脏水入眼等）、眼内炎症引起的角膜发炎等都会导致眼红，要由医生判断、选用适宜的眼药水。

皮质类固醇激素眼药水

主要成分：地塞米松、泼尼松、曲安奈德等。

适用人群：过敏性炎症、内因非感染性炎症，以及外伤、手术后反应性炎症患者，也可用于近视眼手术后。

如何正确使用“眼药水”？如何保存？

眼睛是心灵的窗户，保护孩子的眼睛是很多家长特别关注的事情。当孩子的眼睛出现不适时，家长会带孩子到医院进行检查，医生往往会根据孩子的病情开具“眼药水”——滴眼剂。一瓶小小的滴眼剂，其实有许多使用技巧，如果不能正确地使用与保存，可能导致孩子病情加重。因此，为更好地保护眼睛，让我们从“点滴”做起。

滴眼剂的正确使用方法

▶▶步骤一：洗一洗

家长们在给孩子使用滴眼剂之前，要仔细清洗双手，确保双手干净卫生。

▶▶步骤二：看一看

首先，家长们在使用之前需要核对药名和有效期，避免滴错滴眼剂或使用超过有效期的滴眼剂。

其次，观察液体是否出现变色、变浑浊、内有絮状物或其他污浊物等现象，如果发现上述情况，请立即丢弃。如果滴眼剂为混悬液，在使用之前需要摇一摇，摇晃均匀，确保药液浓度保持一致。

▶▶ 步骤三：滴一滴

正确姿势：保持孩子的头部向后仰，或者让孩子平躺，引导孩子的眼睛向上望，用棉签或洗干净的食指向下轻拉眼睑。

正确部位：将滴眼剂滴入孩子的结膜囊，用棉签擦拭从结膜囊流出的液体。

滴眼剂的正确滴法

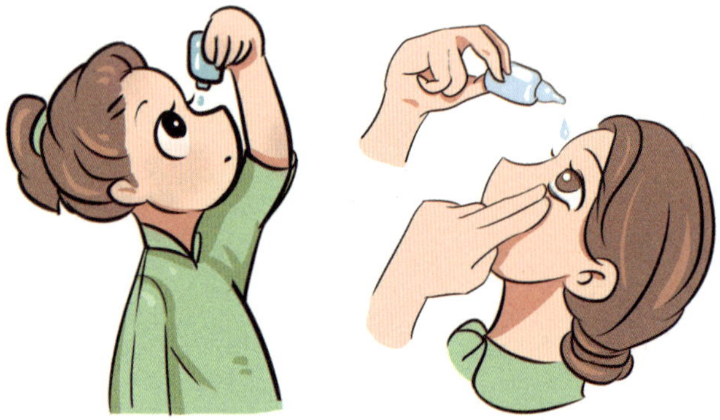

值得注意的是，取下滴眼剂的盖子后，一定要将瓶盖朝上放置，并放置在干净的地方。在滴眼的过程中，滴眼剂的瓶嘴要悬空，请勿将瓶嘴触碰到孩子的眼皮、睫毛等部位。

▶▶ 步骤四：闭一闭

家长们为孩子滴完滴眼液后，让孩子轻轻闭眼2~3分钟，使液体弥漫于整个眼球表面。

▶▶ 步骤五：压一压

在孩子闭眼的过程中，家长们可用食指按压孩子的内眼角鼻根处，以便滴眼液充分吸收，并且减少滴眼液流至鼻腔、口腔，被鼻黏膜和口腔黏膜吸收，避免造成全身反应。

如果在上述操作过程中，孩子出现不配合的情况，建议可以由两位家长配合完成。

如何正确保存滴眼剂

滴眼剂应按说明书妥善保存，一般应保存在阴凉、干燥、通风处，避免日光、高温、潮湿的环境。需要特殊储存条件的滴眼剂应按该说明书上的要求存放。每次使用完后要拧紧瓶盖，避免药液外漏和受污染。

除一次性包装的滴眼剂，使用一次完毕后不可再继续使用外，其他滴眼剂开封后使用或储存的期限为15天至12周不等，具体可以查看药品说明书。如果药品说明书中未标注，通常滴眼剂开封4周后就不可继续使用了。

滴眼剂使用的注意事项

▶▶ 每次使用滴眼剂滴几滴呢?

一般滴1~2滴即可。如果药品说明书中或医生有明确交代，请根据说明书或医嘱使用。

▶▶ 当需要滴2种以上滴眼剂时，每种使用间隔多长时间呢?

家长们可以先查看药品说明书，如果说明书中没有明确阐述，一般情况下，使用完一种滴眼剂至少5分钟后才能使用另一种滴眼剂。一般滴眼剂的使用顺序：①水溶性滴眼剂；②混悬型滴眼剂；③眼用凝胶或眼膏剂。如果医生对于间隔时间和(或)使用顺序有特殊交代，请遵医嘱。

▶▶ 在使用滴眼剂时，应该先滴哪只眼睛呢?

使用滴眼剂时，一般“先健眼、后患眼”，若两眼均患病，一般“先轻后重”。在使用过程中，家长需要记住滴眼顺序，以避免给孩子重复用药。当孩子眼部溃疡、外伤或手术后，滴眼后家长们请勿压迫孩子的眼球或拉高眼睑，以免造成二次伤害。

▶▶ 给孩子使用完的眼药水，还可以给别人使用吗?

不可以。不能与他人交叉使用同一瓶滴眼剂！

最后，药师提醒各位家长，在使用滴眼剂后宝宝如有不适或病情并未缓解甚至加重，请及时就医。滴眼剂的具体使用方法还需遵循医嘱或药嘱。

过敏性结膜炎

过敏性结膜炎（AC）是结膜对过敏原刺激产生超敏反应所引起的一类疾病，以Ⅰ型和Ⅳ型超敏反应为主。

根据过敏性结膜炎的发病机制及临床表现，可分为季节性过敏性结膜炎（SAC）、常年性过敏性结膜炎（PAC）、春季角结膜炎（VKC）、巨乳头性结膜炎（GPC）、特应性角结膜炎（AKC）5种亚型。在我国，季节性过敏性结膜炎和常年性过敏性结膜炎占所有过敏性结膜炎患者的74%。

过敏性结膜炎的症状

过敏性结膜炎的典型症状为眼痒、异物感、结膜囊分泌物增多等。多数过敏性结膜炎患者主诉眼痒，少数患者主诉异物感；过敏性结膜炎结膜囊分泌物以白色黏液性分泌物为主。儿童患者可表现为揉眼或频繁眨眼。

结膜充血是过敏性结膜炎最常见的体征，同时可伴有不同程度的结膜水肿。结膜乳头是过敏性结膜炎的特征性表现之一。

过敏性结膜炎的治疗

▶▶脱离过敏原

尽量避免或减少接触过敏原、改善生活环境，有助于缓解和控制过敏性结膜炎病情。尘螨过敏患者应做好室内清洁和除螨工作，花粉过敏症患者则需要在花粉季节尽量采取保护措施。空气污染严重时，患者应适当减少户外活动的时间。眼部清洁及凉敷能在一定程度上减缓眼痒等不适。

▶▶药物治疗

抗组胺药：抗组胺药通过组胺受体拮抗剂来阻断内源性组胺的炎症效应，局部点眼仅可治疗轻至中度过敏性结膜炎，可以选用盐酸奥洛他定滴眼液。严重或频发者可联合口服抗组胺药，但起效较慢，对于已经发作的过敏性结膜炎疗效欠佳，第二代抗组胺药氯雷他定有更好的疗效及更少的不良反应。

肥大细胞稳定剂：通过抑制跨膜Ca^{2+}外流和环磷腺苷酸产生，稳定肥大细胞和嗜碱性粒细胞膜，从而减少细胞内炎症介质的释放，有效减轻Ⅰ型超敏反应。因需要3～5天才能达到最佳效果，仅适用于过敏性结膜炎患儿发作期间的病情控制。可以选用吡嘧司特钾滴眼液。

人工泪液可稀释结膜囊内的过敏原，润滑眼表，缓解患儿的症状。

孩子为什么容易鼻出血？怎样预防鼻出血？

孩子流鼻血是困扰家长们的问题之一。对于孩子流鼻血，家长们一般会持有几种态度。有的家长会说，这是因为孩子阳气太旺，流鼻血正好可以"去火"，对孩子的身体有好处；有的家长看到自家孩子鲜血直流，生怕孩子失血过多会导致贫血。这些看法都失之偏颇，对于儿童鼻出血，家长们既不能大意，也不需要太过紧张。

孩子为什么容易鼻出血

鼻出血是临床常见的症状，可发生在鼻腔的任何部位，90%的儿童和青少年鼻出血大多发生在鼻中隔前下方。

很多家长以为孩子鼻出血是因为经常挖鼻孔，其实鼻出血的常见原因除此之外还有很多。

1 有些孩子生性好动，常在玩耍时将异物塞进鼻腔，异物刺激鼻腔黏膜，容易造成孩子流鼻血；跑跳之间容易碰撞或受重击，也会引起鼻腔出血。

2 天气变化，如秋季干燥、冬季严寒等都可能使鼻黏膜缺水，进而导致血管变脆、破裂而引起鼻出血。

3 鼻腔发炎或过敏时会导致黏膜充血、水肿，毛细血管扩张和通透性增加，再加上揉鼻及擤鼻等机械性刺激或继发感染等诱因，鼻黏膜极易受到损伤、发生糜烂而出血。

孩子出鼻血了怎么应对

当孩子鼻出血时，家长常常不知所措，仰头法和卫生纸填塞法往往是心中首选，但是这些做法都是错误的，不仅不利于止血，有时甚至会有生命危险。

孩子鼻出血时正确的应对方法如下。

1 家长首先要让孩子保持正确的体位，身体略向前倾，保持头稍低位，张开嘴巴，用嘴呼吸，同时将流向咽喉部的血及时吐出来。稳定住孩子的情绪，避免其紧张哭闹，这种不良情绪可引起血压升高，加重病情。

2 指压止血法。用手指紧紧压住出血一侧鼻翼的上方，或者直接用拇指和食指捏住孩子的两侧鼻翼，让其张口呼吸，压迫10分钟左右。

3 冷敷法。用冰袋冷敷前额、颈部，也可以用冰冻的饮料等代替。如果有冰贴，也可以冷敷在鼻腔局部，通过“冷刺激”来收缩头颈部区域的血管，可在一定程度上减轻鼻出血。

如果以上方法均不能止血，或出血量较大，并且伴有脸色苍白、呼吸急促、出冷汗等症状，应该及时带孩子去医院就诊。另外，如果孩子经常性、反复性流鼻血，也需要去医院做个全面检查，看是否有鼻部疾病或血液疾病。

孩子鼻出血怎样预防

1 纠正挖鼻、揉鼻和将异物放入鼻腔等不良习惯。尽量避免鼻部的撞击和外伤。

2 注意预防呼吸道疾病，控制呼吸道感染，规避过敏原，减少过敏性鼻炎发作。

3 房间内比较干燥时，建议使用加湿器。早晚外出时可佩戴口罩，减轻冷空气对鼻黏膜的刺激。

4 慢性鼻炎、鼻中隔偏曲等鼻部疾病要及时诊治，平时不要用力擤鼻涕。突发频繁地打喷嚏时，可采用张口深呼吸、舌尖抵住上腭等方法来缓解。

5 多给孩子吃蔬菜、水果，保持其大便通畅。少吃煎炸类、腌制类及辛辣食物。

如何正确使用滴鼻剂？

使用滴鼻剂的正确步骤

▶▶洗净双手，平躺，肩背部垫高或将头悬于床边，头往后仰起，鼻孔朝天。

▶▶按医生指定的滴数，将药液滴入双侧鼻孔，轻轻按压双鼻翼左右摇头数次，使药液充分到达病灶。

▶▶保持上述姿势3~5分钟后再坐起。

▶▶如果孩子是前组鼻窦炎，应采取侧卧位，垫高肩部，头偏向患侧并向肩部垂下，先滴下侧鼻孔，3~5分钟后轮换滴另一侧。

使用滴鼻剂的注意事项

▶▶滴鼻时滴管头应悬空，不能触及鼻部，以免污染药液。

▶▶使用滴鼻剂效果差时，应及时找原因，或请专科医生诊治。

▶▶一般滴药后半个小时内不要擤鼻涕。

▶▶滴鼻剂使用的次数不可过多，过多使用会增加黏液产生，使鼻子更加堵塞。

儿童过敏性鼻炎

过敏性鼻炎也称变应性鼻炎，是指机体暴露于过敏原后发生的，主要由IgE介导的鼻黏膜非感染性炎性疾病，是儿童常见过敏性疾病之一。根据发生的时间，过敏性鼻炎可分为季节性过敏性鼻炎和非季节性过敏性鼻炎。其主要临床表现为鼻塞、鼻痒、打喷嚏、流清涕等。儿童过敏性鼻炎对下呼吸道疾病（如支气管哮喘）的发生和发展、严重程度均有重要影响。

季节性过敏性鼻炎儿童在鼻塞、鼻痒、流鼻涕、打喷嚏中度过四季。

季节性过敏性鼻炎

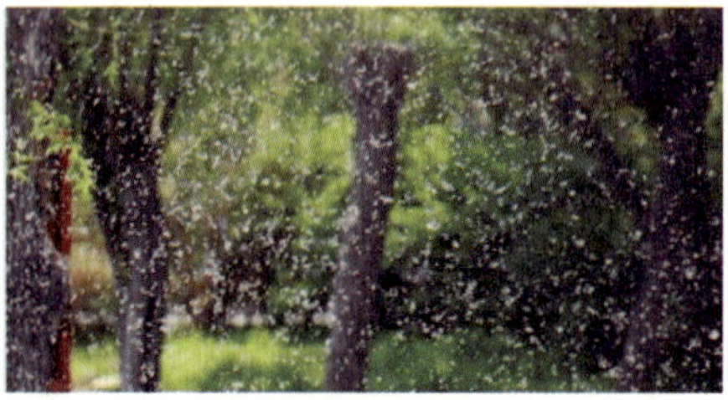

春天的柳絮

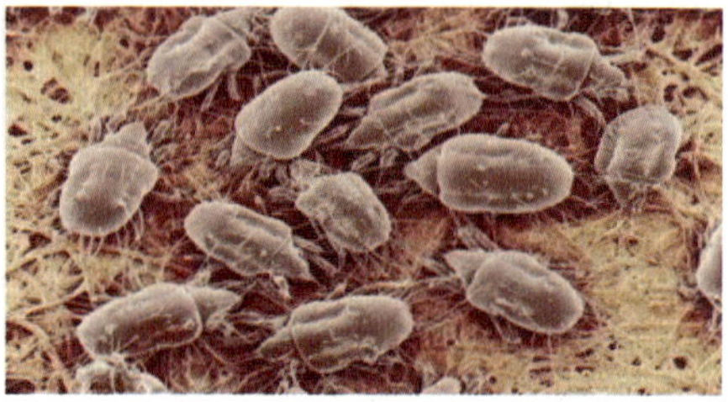

夏天的螨虫

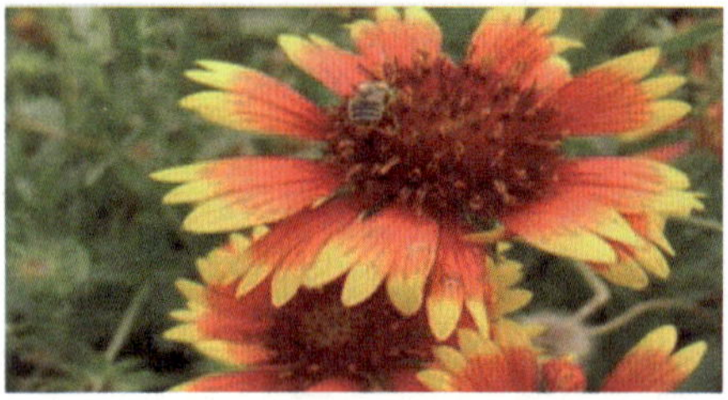

秋天的花粉

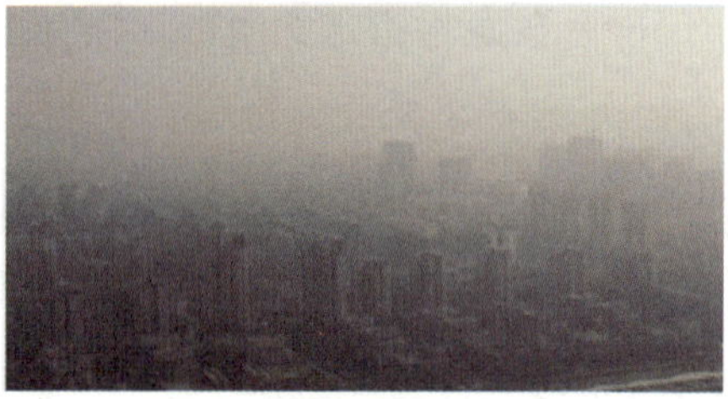

冬天的雾霾

过敏性鼻炎的致病因素

▶▶妊娠期母亲的健康情况与孩子出生后的体质具有密切联系，母亲妊娠期发生过敏症状，孩子出生后发生过敏性鼻炎的概率增大。

▶▶全球环境污染的变化，导致过敏性鼻炎患者呈明显的增长趋势，因此，家长们一定要注意孩子生活环境的空气流通，时刻保持空气清新。

▶▶花粉、宠物、粉尘螨是过敏性鼻炎最常见的过敏原之一。粉尘螨伴户尘螨致过敏性疾病发生的比例高达80%~90%。

如何识别过敏性鼻炎

儿童过敏性鼻炎的四大典型症状为打喷嚏、流清水样涕、鼻痒和鼻塞。学龄期以流清水样涕为主，可伴有眼部症状和鼻出血。清水样鼻涕一般量很大，常引起鼻前庭炎和上唇脱皮，程度轻重不等。除鼻痒外，还常伴眼、耳、咽喉等部位的瘙痒。由于鼻黏膜水肿，有嗅觉减退症状，易引起鼻塞。婴幼儿鼻塞可伴随张口呼吸、打鼾、喘息、喂养困难。学龄前期以鼻塞为主，可伴有眼部症状和咳嗽。长期过敏性鼻炎还会引起头痛、头晕等不适症状，此外，每天常有阵发性咳嗽发作，一次可达10~20个。

儿童过敏性鼻炎四大典型症状

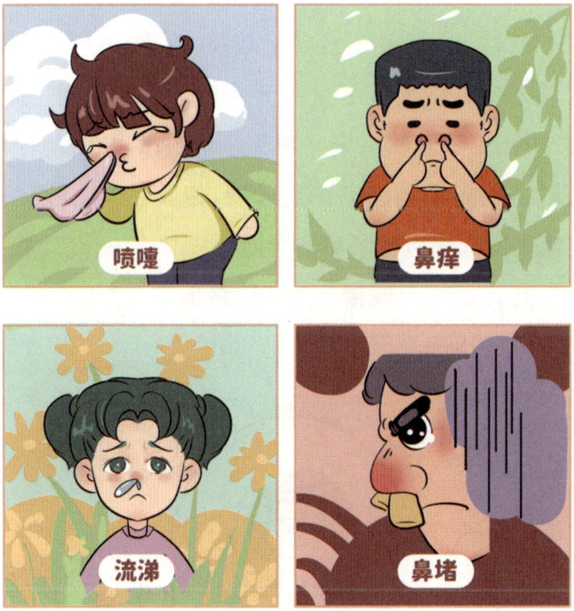

过敏性鼻炎患儿可出现的特殊体征

“过敏性敬礼”

患儿为缓解鼻痒和使鼻腔通畅而用手掌或手指向上揉鼻的动作。

▶▶“过敏性皱褶”

患儿经常向上揉搓鼻尖，导致在外鼻皮肤表面出现的横行皱纹。因鼻腔堵塞，导致患儿经常被迫用口呼吸，气流冲击硬腭，使硬腭变形、高拱，久而久之会呈现过敏性鼻炎特殊面容。

如何预防儿童过敏性鼻炎

要预防儿童过敏性鼻炎，应进行良好的环境控制，避免孩子接触或尽可能少接触过敏原和刺激物。

▶▶避免接触过敏原

过敏性鼻炎患儿尽量避免接触一切过敏原，如宠物、羽毛、花粉等。做好室内环境控制，如被褥、衣服保持干燥，不使用地毯等。对于花粉过敏的鼻炎患儿，应关注本地区花粉预报，尽量减少室外活动，外出时佩戴防护口罩、眼镜等。夏末和早秋，花粉量在早上较高；春季和夏季，花粉量在夜间最高。家长们带孩子室外活动应尽量避开花粉量高的时刻。此外，在空调环境中时间不宜过长，不宜直吹电扇。对于尘螨过敏患儿，应保持室内清洁和空气流通，勤晒被褥，定期清洗空调过滤网，使其远离毛绒玩具，不用地毯，季节交替时橱柜内的衣物应晾晒后再穿着。

警惕身边的过敏原

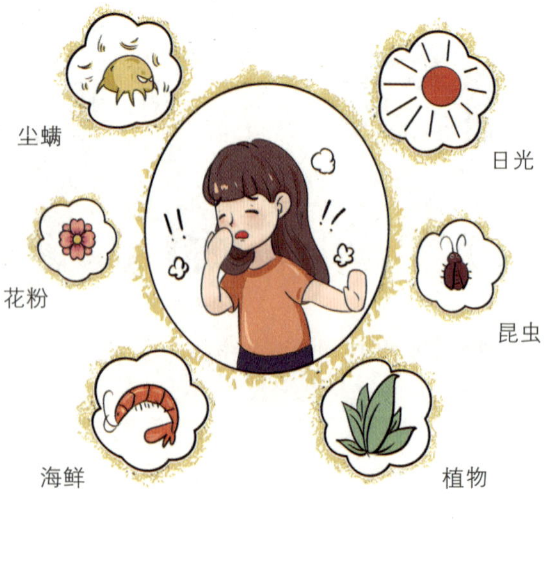

▶▶预防性用药

有季节性过敏性鼻炎的儿童应提前2~4周使用抗组胺药、肥大细胞膜稳定剂、鼻用激素等进行预防性治疗。季节过后，不能立即停药，应继续用药2周左右。

药物治疗

▶▶抗组胺药

第二代抗组胺药是儿童过敏性鼻炎的一线治疗药物，可单药用于治疗轻度间歇性儿童过敏性鼻炎，起效快，持续作用时间长，不良反应少见，能显著改善鼻痒、喷嚏和流涕等鼻部症状，对合并眼部症状也有效，但对鼻塞改善效果有限。其用于治疗中至重度间歇性和持续性鼻炎时，通常需要联用鼻用糖皮质激素或白三烯受体拮抗剂。常用药为氯雷他定和西替利嗪，每天只需用药1次，疗程不少于2周。对于5岁以下儿童推荐使用糖浆。

▶▶鼻用糖皮质激素

鼻用糖皮质激素是儿童过敏性鼻炎的一线治疗药物，具有显著的抗炎、抗过敏和抗水肿作用，能显著改善喷嚏、流涕、鼻痒、鼻塞等鼻部症状。主要用于治疗中至重度儿童过敏性鼻炎，间歇性鼻炎每个疗程不少于2周，而持续性过敏性鼻炎每个疗程不少于4周，最好在早晨使用，可减少不良反应。应注意避免朝孩子的鼻中喷药(糠酸莫米松)，以减少鼻出血的发生。临床常用药物主要有莫米松鼻喷雾剂、布地奈德鼻喷雾剂。

▶▶白三烯受体拮抗剂

这类药物更适用于学龄前期鼻塞严重的患儿。对于中至重度过敏性鼻炎，可与鼻用糖皮质激素一起使用，优于单药治疗。临床常用药物为孟鲁司特，可显著改善哮喘，因此，尤为适合用于过敏性鼻炎伴有哮喘的治疗。

▶▶减充血剂

对于有严重鼻塞症状的过敏性鼻炎患儿可短期局部使用减充血剂，连续使用不超过1周。不推荐口服减充血剂(伪麻黄碱等)常规治疗儿童过敏性。

▶▶ 鼻腔盐水冲洗

鼻腔盐水冲洗是改善症状、清洁鼻腔、恢复鼻黏膜功能的辅助治疗方法，推荐使用生理盐水或1%～2%的高渗盐水。通常用于鼻腔和鼻窦炎性疾病的辅助治疗，可清除鼻内刺激物、过敏原和炎性分泌物，有减轻鼻黏膜水肿，改善黏液纤毛清除功能。

鼻腔盐水冲洗步骤

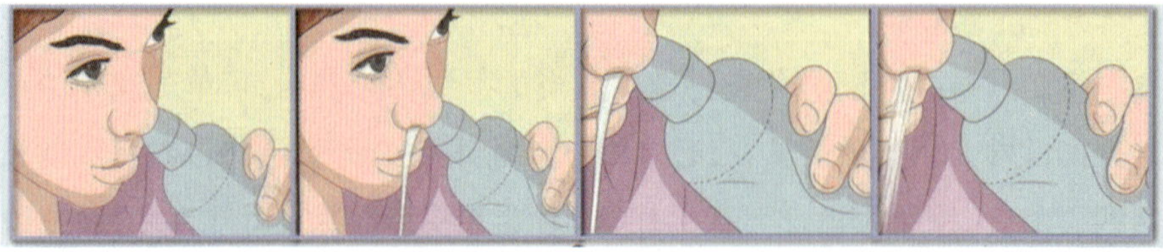

健康教育

良好的环境控制，避免接触或尽可能少接触过敏原和刺激物。

▶▶ 花粉过敏者

关注本地区的花粉预报，减少外出，戴防护口罩、眼镜等。

▶▶ 尘螨过敏者

保持室内清洁和空气流通，勤晒被褥，定期清洗空调过滤网，远离毛绒玩具，不用地毯，季节交替时橱柜内的衣物应晾晒后再穿着。

▶▶ 季节性AR患儿

应在症状发作前2～4周使用抗组胺药、肥大细胞膜稳定剂、鼻用激素等进行预防性治疗。

■ 中耳炎应该如何用药？

儿童急性中耳炎是指细菌和(或)病毒等病原体经咽鼓管直接进入鼓室引起中耳腔黏膜感染。冬春季节是该病的高发期，与上呼吸道感染有着密切关系。

儿童急性中耳炎通常继发于普通感冒，48小时内发病，病程一般不超过12周，发病率在儿童中为4%左右，发生的高峰期年龄段为1~2岁。

儿童急性中耳炎一般可分为非化脓性和化脓性。急性非化脓性中耳炎主要表现为局部症状，即耳痛呈持续性；婴幼儿的耳痛特点可表现为易烦躁，有时表现为捂耳朵和拽耳朵，甚至影响睡眠，仅早期伴上呼吸道感染者可有发热。急性化脓性中耳炎：除主诉为局部持续性较重耳痛症状及婴幼儿耳痛特点之外，还可伴有高热、哭闹、恶心、呕吐等全身症状，其症状直到耳流脓后缓解。部分患儿早期听力下降。

治疗儿童急性中耳炎的常用药物一般分为两种，一种是口服抗菌药，另一种为耳鼻用制剂。

1 口服抗菌药如阿莫西林：每日20~40mg/kg，每8小时1次；3个月以下婴儿每日剂量按体重30mg/kg，每12小时1次。

2 大环内酯类如阿奇霉素：第1日，10mg/kg，每日最大剂量为0.5g；第2~5日，每日5mg/kg顿服(每日最大剂量不超过0.25g)。

3 第2代或第3代头孢菌素如头孢地尼：每日9~18mg/kg，分3次口服。与铁剂合用可降低吸收，有减效的可能。

4 滴耳剂如盐酸小檗碱滴耳液，每日3次，每次2~3滴。

5 使用合适的滴鼻剂，可改善鼻腔黏膜炎性肿胀，减少鼻涕及降低中耳腔负压，进而缓解中耳炎相关症状。

如何正确使用滴耳剂?

我们的中耳与鼻咽部是相通的，因此，来自鼻咽部的细菌在一定的条件下很可能侵入中耳而引发化脓性中耳炎。滴耳剂使用有技巧，家长们须掌握，具体如下。

滴耳剂的使用技巧

滴耳前，用3%“双氧水”或消毒盐水清洗宝宝的外耳道，用消毒棉签将患侧外耳道内的分泌物擦干净，以免药液失效或作用减弱。

孩子可采取坐位或侧卧位，头偏向健侧或侧卧于健侧，家长一手将患侧耳廓向上后方轻拉，使外耳道成一直线，另一手持滴管滴入药液3～5滴，然后塞一消毒棉球于外耳道口。

滴耳剂的正确滴法

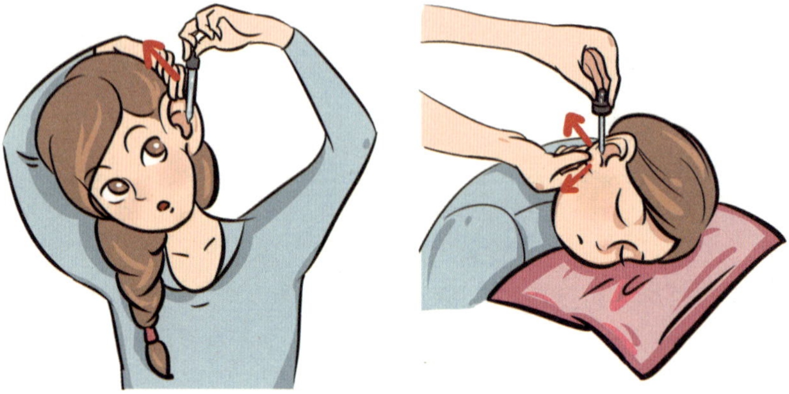

注意事项

▶▶ 滴药后应维持体位数分钟，使药液在耳内充分起作用。对于有鼓膜穿孔的孩子，滴药后可用手指按压耳屏数次，促药液经鼓膜进入中耳。转化耵聍，每次滴药量可适当增加，最好是在睡前滴药。

▶▶ 滴入药液时，滴管不要接触外耳道，以免污染。药液的温度应同体温相近，以免过冷过热的药液刺激内耳出现眩晕、恶心、刺痛等不良反应。

▶▶ 如需加滴对侧，片刻后再依照上法滴入。几种药液同时使用时，可间隔1～2小时交替滴入。

■ 孩子得了口腔溃疡怎么办？

小儿口腔溃疡是指小儿口腔黏膜由于某种疾病引起的组织凹陷或缺损，在黏膜上形成凿孔状或凹陷的溃疡。

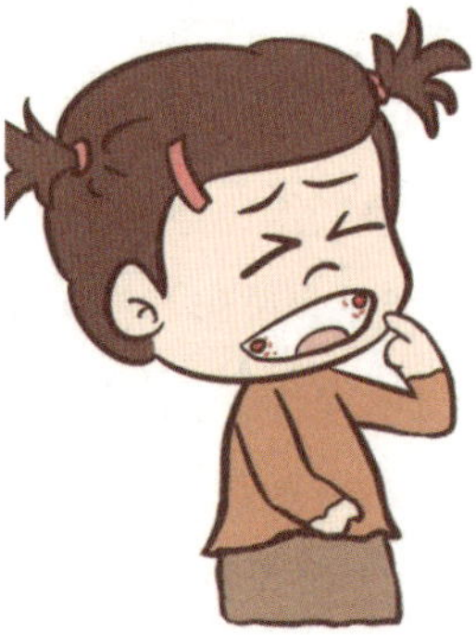

孩子经常发生口腔溃疡可能与缺乏维生素、感染、口腔卫生差、免疫力低下、精神状态差等有关，这些因素一般不单独出现。口腔溃疡也可能与白血病、红斑狼疮等疾病有关。

一般引起口腔溃疡的原因有以下几种。

- 维生素 B_2 缺乏。
- 感染：口腔内伤口感染后易导致口腔溃疡。
- 免疫力低下：小儿免疫功能发育不成熟，免疫力较低，容易引发口腔溃疡。
- 口腔卫生差：未养成早晚刷牙、餐后漱口的习惯，口腔内的食物残渣加重感染。
- 精神状态差：小儿睡眠不充足，心情长期不舒畅，过度疲劳也会容易导致口腔溃疡。

无论是什么原因造成的口腔溃疡，孩子都会感到非常疼痛，就连食物在嘴里咀嚼一下都会十分疼痛。对此，家长们心里肯定十分着急，下面由药师来介绍一下口腔溃疡的治疗方法。

养成良好的生活习惯

- 注意口腔卫生，勤刷牙，餐后漱口，保持口腔卫生，定期进行口腔检查。
- 保证充足的睡眠，保证心情舒畅。
- 加强体育锻炼，增强抵抗力。

饮食护理

- 多吃新鲜的蔬菜、水果，补充维生素，提高身体的免疫力。
- 不要给孩子吃油炸食物和辛辣刺激的食物，否则溃疡处会更痛。
- 可以给孩子吃流食，以减轻疼痛，也有利于溃疡处的愈合。

药物治疗

▶▶维生素B_2片

维生素B_2片于餐后服用，应严格遵循医嘱。在服用后尿液可能呈黄色，但不影响继续用药。

▶▶重组牛碱性成纤维细胞生长因子外用溶液

重组牛碱性成纤维细胞生长因子外用溶液能促进毛细血管再生，改善血液循环，加速创面的愈合。本品应于2~8℃下避光储存，切勿将本品置于高温或冰冻环境中。

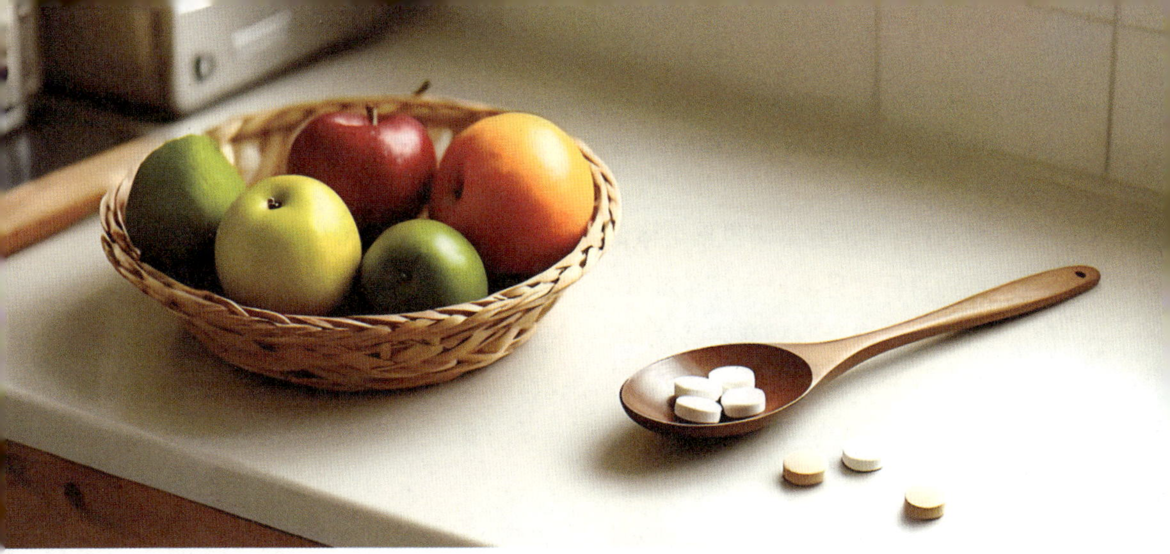

第五章 其他疾病及用药

■ 其他疾病概述

近年来，过敏性疾病（如特应性皮炎、食物过敏、哮喘等）的发病率在全球范围内呈显著上升趋势。这类疾病可累及人体皮肤、呼吸、消化等多个系统，发病机制复杂多样。儿童是过敏性疾病的高发群体，严重过敏反应（如过敏性休克）甚至可能危及生命。儿童过敏性疾病的发展常遵循一定的规律：婴幼儿期多表现为对牛奶、鸡蛋、大豆、鱼、虾等食物的过敏反应；随着年龄增长，可能逐渐发展为特应性皮炎、支气管哮喘等疾病；学龄期后则更多出现过敏性鼻炎、过敏性结膜炎等呼吸道及眼部过敏症状。

感染性疾病是儿童最常见的健康问题之一，而抗菌药物是儿科感染性疾病治疗的重要手段。由于儿童肝肾功能尚未发育完善，药物代谢能力较弱，广谱抗菌药物的不合理使用不仅可能增加药物不良反应风险，还可能加速细菌耐药性的产生。因此，医疗工作者及家长需要共同关注抗菌药物的规范使用，以遏制细菌耐药性的发展。

在儿科临床实践中，营养剂的合理应用至关重要。营养剂主要用于纠正特定营养素缺乏（如维生素D、铁、锌等）或满足疾病状态下的特殊营养需求（如早产儿配方奶、深度水解蛋白奶粉）。需要特别注意的是，营养摄入过量（如维生素A、维生素D中毒）或不足均可能导致生理功能异常，因此，营养干预方案需根据个体化评估制定，以维持正常生长发育及器官功能为目标。科学补充营养剂不仅能促进儿童体格与神经发育，还可通过改善免疫状态降低感染性疾病的发生风险，对提升人口健康素质具有重要公共卫生意义。

孩子过敏了，怎么办？

过敏性疾病是由于人体对过敏原产生异常免疫反应引起的一大类疾病，世界过敏组织（WAO）的白皮书估计，全球过敏性疾病的患病率为10%~40%，其中包括3亿支气管哮喘（简称“哮喘”）患者，4亿过敏性鼻炎患者，2亿~2.5亿食物过敏症患者，1.5亿药物过敏患者，以及众多的结膜炎、血管神经性水肿、荨麻疹、湿疹、嗜酸性粒细胞性疾病、昆虫过敏症、过敏性休克患者等。

近年来，过敏性疾病在全球范围内有明显增加趋势，被WHO认为是21世纪的流行病。过敏性疾病涉及广泛的人体系统，发病机制复杂。儿童是过敏性疾病的高发人群，严重过敏症可危及生命。儿童过敏性疾病的发生有一定的规律性，最早出现的问题可能是对牛奶、鸡蛋、豆类、鱼、虾等食物过敏，之后出现支气管哮喘，然后出现的是过敏性鼻炎、过敏性结膜炎等。

过敏性疾病包括食物过敏、特应性皮炎、过敏性鼻炎和过敏性哮喘等。随着疾病谱的转变，过敏性疾病已成为21世纪常见疾病之一，影响了全球约25%的人群，不仅影响患儿的生活质量，甚至危及生命，并给社会带来沉重的经济负担。

人类对过敏的认识由来已久。现代社会由于工业经济的快速发展、生态环境的不断变化及人类生活内容的日益丰富，促使过敏性疾病患者日趋增多。“国际儿童哮喘与过敏研究的流行病学调查”于1991年开始，在世界范围内对多个国家的数十万名儿童哮喘、过敏性鼻结膜炎、特应性皮炎的发病进行调查，发现近年上述过敏性疾病明显增多，症状越来越严重，在污染严重的国家尤为明显。WAO的调查显示，全球有2.5亿人患过敏性疾病，儿童尤以湿疹、过敏性鼻炎、支气管哮喘最常见。如支气管哮喘在0～14岁儿童中的患病率为1.56%，儿童过敏性鼻炎的患病率高达7.5%。过敏性疾病已成为影响儿童健康的重大公共卫生问题。WHO已将过敏性疾病列为21世纪重点研究和防治疾病，这是十分重要和正确的。在过去的10年里，我国一些较发达地区儿童的过敏发病率也成倍增加，目前我国约30%的儿童患有过敏性疾病，以气喘、过敏性鼻炎和特应性皮炎最常见。

遗传因素与子代个体的体质类型密切相关。临床诊疗中经常发现，过敏性疾病患者常可询问出特应性(俗称“过敏体质”)家族史。环境因素被证明也会影响儿童过敏性疾病的发病率。环境因素是一个内容十分丰富的概念，其中包括自然环境、生态环境、社会环境等。这些不同的环境因素又包括气候(气温、气压、温湿度等)、地理条件(植被、水源等)、空气清洁度、吸烟、社会经济发展与物质生活状况、文化教育水平、卫生条件和过敏原种类与密度、特殊职业与特殊场所等。每个不同的环境因素自身或与其他因素相联系而对过敏性疾病的发生起着相关作用与影响。

儿童时期主要的过敏性疾病包括支气管哮喘、过敏性鼻炎、过敏性结膜炎、特应性皮炎及食物过敏等。通常并不是所有病症同时出现。儿童在不同的年龄阶段可表现为不同的疾病。随着年龄增长，过敏症状可以缓解，也可能被其他症状代替；在不同时期、地点和环境下，过敏症状还可以相互转换。例如，婴儿最早出现的是皮肤湿疹、过敏性皮炎和食物过敏，1岁以后逐渐出现反复喘息和哮喘、过敏性结膜炎和过敏性鼻炎。通常情况下，多数食物过敏患儿于2岁时自行缓解，呼吸道症状大多在5岁前出现，而且50%以上的湿疹患儿会发展为哮喘和(或)过敏性结膜炎，婴幼儿期发生食物过敏可能增加儿童后期呼吸道过敏性疾病的发病率。

针对过敏性疾病，世界卫生组织提出了“四位一体”的综合防治策略，即正确诊断和避免接触过敏原、适当的对症治疗、过敏原特异性免疫治疗(又称脱敏治疗)及良好的患者教育。

过敏症状

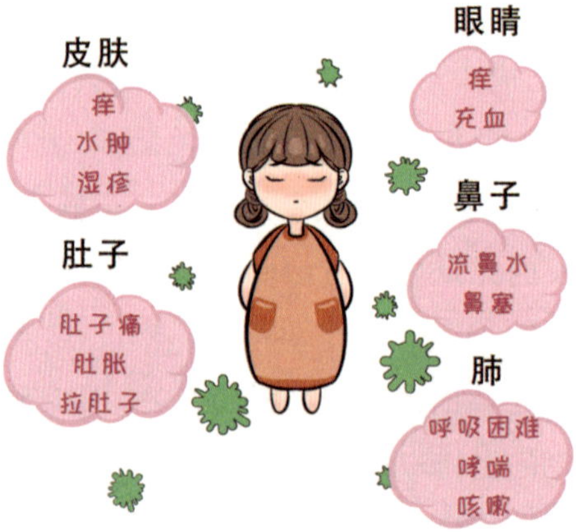
皮肤
痒
水肿
湿疹
肚子
肚子痛
肚胀
拉肚子
眼睛
痒
充血
鼻子
流鼻水
鼻塞
肺
呼吸困难
哮喘
咳嗽

什么是过敏

人体受到生理剂量的过敏原刺激后，出现异于常人的生理功能紊乱或组织细胞损伤的反应，称为超敏反应。超敏反应可由免疫和非免疫机制介导，免疫机制介导的超敏反应称为过敏。

▶▶过敏性疾病

过敏性疾病是一组由于人体免疫系统对环境中典型无害物质产生的超敏反应性疾病。包括过敏性鼻炎、特应性皮炎、过敏性哮喘、食物过敏和严重过敏反应等。

▶▶过敏原

过敏原指诱导人体产生过敏的抗原物质，多为蛋白或多肽，部分小分子物质作为半抗原与某些蛋白结合后成为过敏原。

▶▶特应质

特应质指个体或者个体家族成员在接触过敏原时，倾向于产生免疫球蛋白E（IgE）类抗体的免疫应答，并出现过敏性疾病倾向的特质。

过敏的发病机制

IgE介导过敏主要指临床最常见的Ⅰ型超敏反应。组胺、缓激肽酶、嗜酸粒细胞(EOS)趋化因子等介质引起小血管及毛细血管扩张,毛细血管通透性增加,平滑肌收缩,腺体分泌增加,嗜酸粒细胞增多、浸润,引起荨麻疹、血管性水肿、支气管哮喘、过敏性休克等临床表现。

对因治疗

采用恰当方法避免接触已明确的吸入过敏原是治疗气道过敏性疾病的有效措施。当确诊为食物过敏或由食物诱发的其他过敏性疾病时,应严格回避过敏食物;同时,应及时调整膳食结构和补充微量营养素,以维持患儿正常的生长发育。牛奶蛋白过敏患儿应合理选择替代食品。

药物对症治疗

首先,我们先来了解一下组胺。组胺是由组氨酸经特异性的组氨酸脱酶脱羚产生、广泛分布于体内的具有多种生理活性的自体活性物质之一。

抗组胺药

抗组胺药与组胺竞争效应细胞上的H_1受体,拮抗组胺的作用,可抑制血管渗出、减轻组织水肿,此为其最主要的药理作用,因此,对于某些以组织水肿为特征的变态反应,如血管神经性水肿、荨麻疹、湿疹、急性喉水肿、过敏性鼻炎等疗效较好。鼻用抗组胺药对控制过敏性鼻炎的鼻部症状疗效相当于或优于第二代口服抗组胺药,在对鼻塞症状的缓解上更为有效。

白三烯受体拮抗剂

白三烯是一组强效炎症介质,由肥大细胞和嗜酸性粒细胞等多种细胞释放。它们与分布于人体的气道和其他的前炎症细胞的半胱氨酰白三烯受体结合。白三烯对人体支气管平滑肌的收缩作用较组胺强约1000倍,而且作用持续时间较长。它尚可刺激黏液分泌,增加血管通透性,促进黏膜水肿形成。

白三烯受体拮抗剂通过与位于支气管平滑肌等部位上的白三烯受体选择性结合,竞争性地阻断白三烯的作用,进而阻断器官对白三烯的反应。此为儿童哮喘和过敏性鼻炎治疗的一线用药;对过敏性鼻炎所致鼻塞症状的改善作用优于第二代口服抗组胺药。

▶▶糖皮质激素

对于严重过敏者，如严重喘息发作、喉头水肿、血管性水肿及全身过敏反应可短期全身使用糖皮质激素。外用糖皮质激素是目前特应性皮炎治疗的一线用药，根据皮损的严重程度、皮损部位等因素合理选择不同浓度的糖皮质激素治疗。吸入糖皮质激素是哮喘长期控制治疗的优选药物，喘息急性发作时，高剂量吸入糖皮质激素有助于症状的缓解，并可减少全身糖皮质激素的使用强度。此外，鼻用糖皮质激素对过敏性鼻炎的所有症状均有显著的改善作用，但起效时间较缓慢；对于哮喘伴过敏性鼻炎患儿可同时局部吸入和鼻用糖皮质激素，根据各自症状缓解的情况分别降阶梯减少药物使用的强度，目的是通过同时控制上、下气道炎症而减少激素的总体用量。

健康教育

健康教育在过敏性疾病的防治体系中具有十分重要的意义，治疗依从性常常决定了治疗的效果。WAO提出，对过敏性疾病患儿的健康教育可以分为3个方面：首诊教育、强化教育（随诊教育），以及家庭和看护人员教育。其主要内容包括：过敏知识的普及和指导，让患儿及其家长了解过敏性疾病的病因、危险因素、自然进程，以及疾病可能造成的危害性；告知患儿及其家长均衡营养及随访的重要性；指导患儿进行良好的环境控制，避免接触或尽可能少接触过敏原；告知减少经皮肤致敏的方法，培养正确的洗护及穿衣习惯；告知患儿过敏原检查的必要性和主要检测方法；介绍药物治疗和特异性免疫治疗的作用、效果、疗程和可能发生的不良反应，指导患儿用药方法，以及剂量和种类的调整。

食物过敏

食物过敏已成为许多国家儿童最常见的慢性非传染性疾病之一。虽然不同种族、地域和不同年龄儿童食物过敏的患病率不同，但估计食物过敏患病率可达总人口的1%～10%。

食物过敏原，也就是食物致敏蛋白组分，是指食物中能够引起人体免疫系统异常反应的成分，一般为相对分子质量10 000～70 000的蛋白质或糖蛋白。

食物过敏原

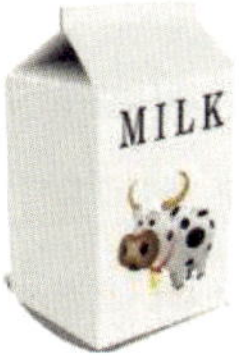

牛奶

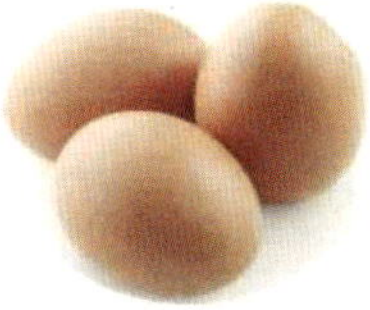
鸡蛋

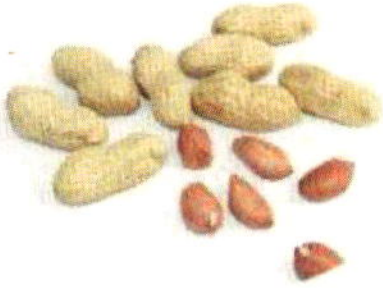
花生

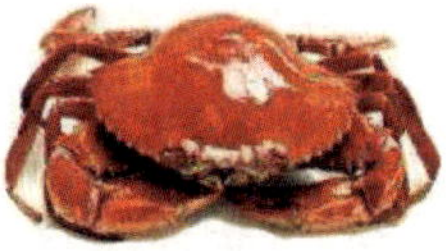
甲壳类

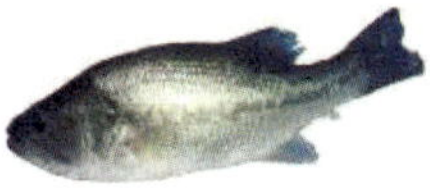
鱼类

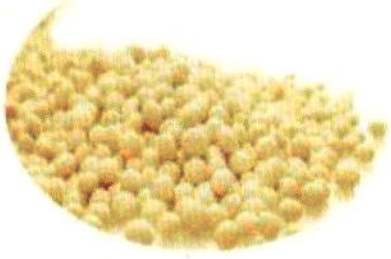
大豆

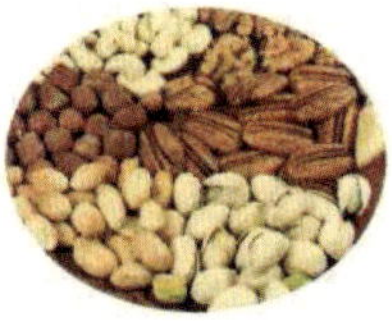
坚果

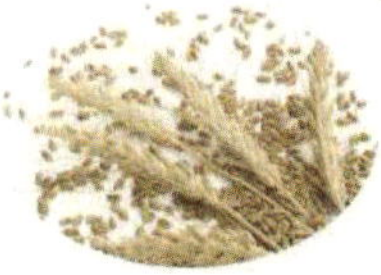
小麦

食物过敏是食物进入人体后，人体对之产生异常免疫反应，导致人体生理功能紊乱和（或）组织损伤，进而引发一系列临床症状，其中牛奶蛋白过敏多见于婴幼儿。其发病率有逐年上升的趋势，由IgE、非IgE和混合机制介导产生，症状缺乏特异性。

食物过敏可累及不同的器官、系统，如皮肤（红斑、荨麻疹）、黏膜（结膜充血、水肿）、呼吸系统（咽喉不适、发痒）、循环系统（血压下降、心动过速）、消化系统（恶心、呕吐）、神经系统（头痛、乏力）等，绝大多数食物过敏是速发型过敏反应，亦有少部分表现为迟发型过敏反应。

速发型过敏反应：鼻痒、喷嚏

尘螨花粉等吸入性抗原进入人体后，引起肥大细胞分泌炎性介质（如组胺和白三烯）刺激鼻黏膜的感觉神经末梢和血管，兴奋副交感神经，这一过程即速发型过敏反应，最终引发鼻痒、打喷嚏、清水样涕等症状。

迟发型过敏反应：鼻塞

组胺等炎性介质的释放诱导血管内皮细胞、上皮细胞等表达或分泌黏附分子、趋化因子及细胞因子等，导致炎性介质的进一步释放，炎性反应持续和加重，鼻黏膜出现明显的组织水肿，导致鼻塞，这一过程即迟发型过敏反应。

为防止过敏食物及成分混入孩子的饮食，所以进食前需要仔细阅读食品标签。食品衍生成分可能存在于医疗保健产品、医药产品，或个人护理产品（口腔护理产品、化妆品、沐浴剂、香皂等）中。例如，乳糖是一种由葡萄糖和半乳糖组成的双糖，当孩子对牛奶高度过敏，使用含有乳糖的药物时，可能会诱发过敏反应。营养指导可以避免孩子在避食过程中出现的营养问题，因此，需要定期评估孩子的生长发育、营养状态，必要时在营养师的指导下进行营养指导。

微生物都是“坏家伙”？

“这是微生物的时代，过去如此，现在如此，将来还是如此，直至世界终结……”

——斯蒂芬·杰伊·古尔德

不知道有多少家长读过《消失的微生物：滥用抗生素引发的健康危机》一书，即使您不是医学出身，也能明白其中的道理。在我们每个人的身体里，特别是肠道里，生活着大量多种多样的微生物，主要是细菌。这些细菌大部分是友好的，它们可以帮助我们抵抗病菌的入侵，帮助我们消化食物，为我们合成维生素等必需的营养素，并调节我们的免疫系统，帮助我们战胜癌细胞等。因此，如果没有和我们朝夕相处的友好细菌，或是菌群出现了结构失调，让一些可以产生毒素的有害细菌占了上风，本来应该是健康伙伴的菌群就成了让人健康受损甚至罹病的罪魁祸首。

在我们的体表和体内生活着规模庞大的微生物群体，它们之间或竞争或协作，被称为微生物群系。微生物群系已经与人类协同演化了数千年，它们保障了我们的健康，但不幸的是，它们中的一部分正在消失。抗菌药的滥用是造成这场灾难的重要原因之一。抗菌药的使用给细菌带来了巨大的选择压力，耐药细菌的数量不断增加。

耐药菌是如何产生的

药物消灭了对它敏感的细菌，留下了少数基因变异的耐药微生物；这些耐药细菌繁衍生息，使得后续的抗菌药治疗不再有效。

哪些行为是滥用抗菌药

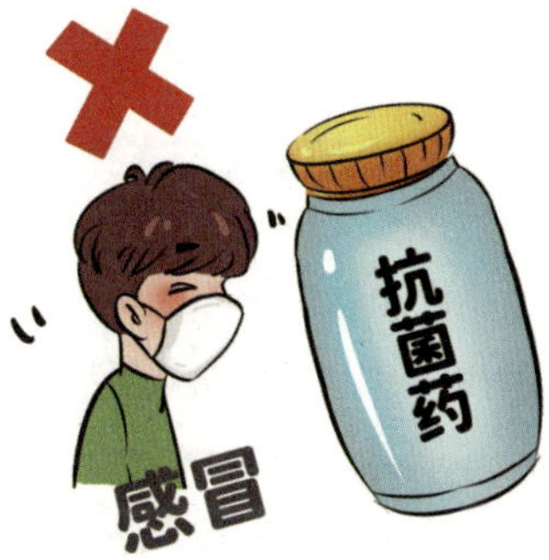

▶▶感冒、腹泻用抗菌药

普通感冒、腹泻常由病毒感染引起，抗菌药对病毒是无效的。

▶▶红肿热痛用抗菌药

如发热、咽痛等症状或者发生磕磕碰碰的情况。

▶▶不按疗程用药

擅自停药，存在病情加重的风险，更甚者会导致细菌对该药物产生耐药。

▶▶擅自调整服用剂量

擅自加大药量可能会达到中毒剂量；擅自减量，不仅会影响药效，还可能造成细菌耐药。

我们该如何去做

- ▶▶节制自己使用抗菌药的欲望。
- ▶▶诊断为细菌性感染者才有指征使用抗菌药，避免在家中自行使用。
- ▶▶儿童不是缩小版的成人，对于剂量的选择、调整，均应个体化给药。

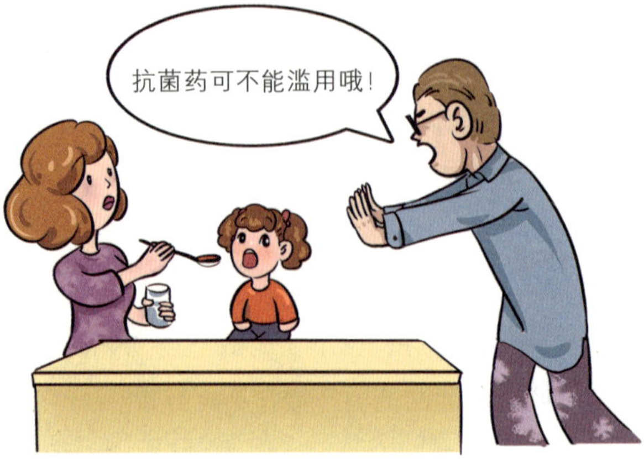

要减少对儿童的抗菌药滥用，愿孩子们都有一个光明的未来。

抗菌药就是消炎药吗？

以下场景在生活经常出现：一旦有人出现头疼发热，旁边总是会有个声音：赶快吃点儿消炎药吧，喏，这儿有阿莫西林……

平日里，家长们知道不能给孩子乱服抗菌药，可是一旦孩子生病后因难受而哭闹，家长的心情马上就焦急起来，往往其不顾一切地把阿莫西林喂给孩子，希望让孩子消消炎、快点儿好。但事实是——阿莫西林就是抗菌药。把阿莫西林当作消炎药使用的过程，就是“抗菌药滥用”。

相信家长们心里已经有了不少疑问：什么是抗菌药？什么是消炎药？什么情况下用它们？儿科药师来帮您。

首先，要了解几个概念。

炎症

“炎症”就是平时人们所说的“发炎”，它不是某种疾病的名称，而是很多疾病都会表现出来的一系列症状，是人体对于刺激的一种防御反应。

当外来刺激侵犯人体时，首先是引起组织的损伤，继而出现血液循环障碍、白细胞游出及液体的渗出，所表现的症状为常见的红、肿、热、痛和功能障碍。

那么，“刺激”都有哪些呢？

任何能够引起组织损伤的因素都可成为炎症的原因，医学上称为致炎因子，也就是我们所说的“刺激”。

生物性因子

细菌、病毒、立克次体、支原体、真菌、螺旋体和寄生虫等。

物理性因子

高温、低温、放射性物质及紫外线等和机械损伤。

化学性因子

外源性化学物质如强酸、强碱及松节油、芥子气等。

异物

各种金属、木材碎屑、尘埃颗粒及手术缝线等。

变态反应

当人体免疫反应状态异常时，可引起不适当或过度的免疫反应，造成组织和细胞损伤而导致炎症。

坏死组织

缺血或缺氧等原因可引起组织坏死，组织坏死是潜在的致炎因子。

抗菌药

某些微生物可以抑制另外一些微生物的生长繁殖，这种现象称为抗生。利用抗生作用，人们从某些微生物体内发现了具有抗生作用的物质，通过把这些物质提取或改造，便有了“抗生素”。严格来说，“抗生素”是由微生物（包括细菌、真菌、放线菌属）或高等动植物在生活过程中所产生的具有抗病原体或其他活性的一类次级代谢产物，是一种具有抑制或杀灭微生物作用的化学物质。抗菌药指具有抑制细菌或杀灭细菌活性的药物，包括抗生素与化学合成抗菌药。

消炎药

“消炎药”在医学上一般指的是解热镇痛抗炎药，它是一类具有解热、镇痛，多数还有抗炎、抗风湿作用的药物，俗称“消炎药”。

消炎药直接对抗炎症，可减轻由内在或外在“刺激因子”引起的红、肿、热、痛等表现，具有减轻炎症、止痛等作用，能够直达患处、直接缓解，是对症治疗的药物。

明确概念，合理用药

由上可见，抗菌药与消炎药并不是一回事儿。前者是药物名称，后者是对症治疗的方案，完全不在一个层面。人体被某种细菌侵袭引发感染而出现炎症后，若使用可杀灭该菌的抗菌药，当引发炎症的源头——细菌被抑制或杀灭时，人体的炎症在免疫系统作用下就会随之消退，而这个过程只是抗菌药的抗菌过程。因此，如果炎症不是由细菌等引起的，则抗菌药无抗炎效果。

对于免疫系统异常的儿童，有时为了控制炎症或减轻痛苦，可以根据炎症部位适当选用消炎药，如过敏性鼻炎，可以选用激素类鼻喷雾剂。

对于免疫功能正常的儿童来说，感冒等引起的嗓子发炎其实具有自限性，一般不需要额外使用消炎药，好好休息，提高免疫力也可达到自愈，也就是人们常说的“吃药一周好，不吃药七天好”。

之所以强调合理用药，是因为滥用抗菌药可能会导致细菌的耐药性，对于消炎药来说，可能造成人体对药物的耐受性，同时药物不良反应也会对人体造成一定损害。合理用药的重要性，在前期科普中我们也已经多次提到。

那么，该如何区分抗菌药与消炎药呢？

- 处方医生告知。
- 查阅说明书。
- 牢记以下关键词。

抗菌药的商品名中常含有“西林”“头孢”“沙星”“霉素”“硝唑”等词。例如，阿莫西林、头孢拉定、左氧氟沙星、阿奇霉素、甲硝唑等。

常见的消炎药有两类。一类是激素，关键字为××松，如可的松、氢化可的松、地塞米松等。另一类是消炎止痛药，如阿司匹林、布洛芬、美洛昔康等。

总之，家长们在用药前要咨询合格的医务人员，遵医嘱用药，千万不要随便用抗菌药给孩子消炎啦。

抗菌药的不良反应您了解吗?

抗菌药作为儿童疾病治疗的常用药,相信家长们都有所了解。抗菌药种类众多,应用广泛,在多种疾病的治疗中发挥着重要的作用。需要注意的是,其在治疗疾病的同时也可能给孩子带来一定的隐患。那么,抗菌药有哪些典型的不良反应是需要家长们牢记的呢?接下来,就跟随儿科药师的脚步一步步了解吧(表5.1)。

表5.1 抗菌药及其典型不良反应

典型不良反应	抗菌药
过敏反应(在各种药物中居首位)、赫氏反应、青霉素脑病	青霉素
具有胃肠道反应、肾脏毒性、过敏反应及二重感染	头孢菌素类
具有耳毒性、肾毒性、肌肉毒性及变态反应	氨基糖苷类
双硫仑样反应	头孢菌素类
	其他β-内酰胺类(头孢美唑、头孢替坦、拉氧头孢、氟氧头孢等)
	氯霉素
	硝基咪唑类
	硝基呋喃类
部分具有肝毒性、消化道反应常见	大环内酯类
引起四环素牙、肠道菌群失调,具有肝损伤、变态反应及胃肠道反应	四环素类
具有耳毒性和肾毒性,引起红人综合征	万古霉素
肌痛、骨关节损伤、跟腱炎症	喹诺酮类(不应用于青春期前儿童)
光敏反应	喹诺酮类
	磺胺类
	四环素类
	氨基糖苷类
	氯霉素
	灰黄霉素
周围神经炎	硝基呋喃类

(待续)

续表

典型不良反应	抗菌药
骨髓造血功能抑制、灰婴综合征	氯霉素(新生儿不应使用)
具有泌尿道损伤(结晶尿)、急性溶血性贫血、造血系统毒性、过敏反应(各种皮肤过敏)	磺胺类(新生儿不应使用)

不良反应及其表现

▶▶ 赫氏反应

赫氏反应指用青霉素治疗钩端螺旋体、梅毒或其他感染时可有症状加剧现象。

▶▶ 青霉素脑病

青霉素脑病指大剂量使用青霉素类药物引起的肌肉痉挛、抽搐、昏迷等症状。

▶▶ 双硫仑样反应

双硫仑样反应指双硫仑抑制乙醛脱氢酶,阻挠乙醇的正常代谢,致使饮用少量乙醇也可引起乙醛中毒的反应。因此,患者在服用相关药物期间或之后应在5~7天内禁酒,禁食含有乙醇的食物,禁止与含乙醇药物合用,以及禁止外用乙醇等。

▶▶ 红人综合征

红人综合征以脸、颈、躯干上部斑丘疹样红斑为特征,还可出现寒战、高热、瘙痒、血管性水肿、胸痛、头晕等,不同的患者会有不同的表现。

▶▶ 光敏反应

光敏反应是指患者在使用某些药物之后,暴露于日光(紫外线)所产生的不良反应,如皮肤出现红斑、水肿同时伴有瘙痒、灼痛或出现色素沉着等。

▶▶ 灰婴综合征

大剂量使用氯霉素可致氯霉素药物中毒,表现为呼吸困难、进行性血压下降、循环衰竭、皮肤苍白和发绀等,称为灰婴综合征。

▶▶ 二重感染

二重感染指抗广谱抗菌药长期使用，使敏感菌受到抑制，不敏感菌趁机在体内繁殖生长的现象。

药师提示

抗菌药≠消炎药，不是所有感冒、关节炎及过敏性鼻炎都需要应用抗菌药进行治疗。

使用抗菌药，能口服，不肌内注射，能肌内注射，不输液。

抗菌药是把双刃剑，要遵医嘱对症用药，不滥用，也不盲目拒绝。

合理使用抗菌药，不随意买，不随意服，不随便停。

喝无添加的现挤生奶还能得病?

经常上热搜的“布病”是啥病

“布病”是布鲁氏菌病的简称，俗称波状热、懒汉病、蔫巴病，是一种人畜共患传染病。“布病”是布鲁氏菌感染引起的一种传染病，属于我国法定乙类传染病。布鲁氏菌可在人及牛、羊、猪、犬等60多种动物中寄生。人类对大多数布鲁氏菌都易感，其中羊是最常见的传染源。

“布病”是怎么传播的

“布病”的传播途径主要有3种。

▶▶ 经直接接触传播

经直接接触传播是指直接接触病畜或其排泄物，可经皮肤微伤或眼结膜受染。

▶▶ 经消化道传播

经消化道传播主要是通过食用被布鲁氏菌污染的食品、水或饮用生奶，以及未熟的动物肉、内脏等感染。

经呼吸道传播

经呼吸道传播常见于吸入被布鲁氏菌污染的飞沫、尘埃。目前一般认为“布病”在人与人之间不会传播。

感染“布病”后的症状

人布鲁氏菌病的临床表现多样，并且因人而异。其主要症状是“热—痛—懒”。感染后潜伏期一般为1～4周，部分患者潜伏期会更长。

急性期

急性期指病程6个月以内的感染。起病相对急，表现为发热，多汗，乏力，肌痛，肝、脾、淋巴结肿大等。

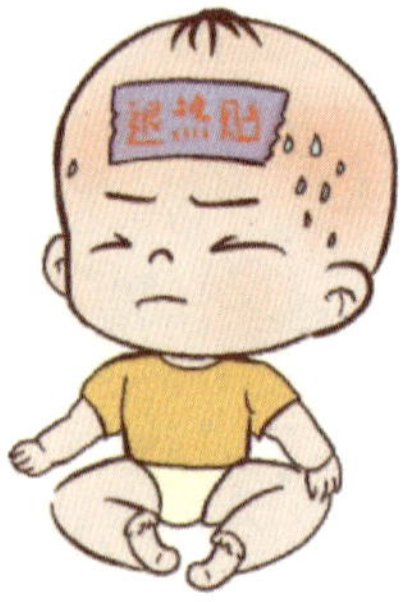

慢性感染

慢性感染指病程超过6个月仍未痊愈的感染。其主要表现为疲乏无力，关节和肌肉疼痛，抑郁、失眠等。

关于“布病”的治疗，药师有话说

一般支持治疗

注意休息，注意水、电解质及补充营养，给予高热量、足量B族维生素及易于消化的饮食。

高热者：首选物理方法降温，持续不退者可用退热剂等对症治疗。

合并睾丸炎者：短期加用小剂量糖皮质激素。

合并脑膜炎者：脱水降颅压治疗。

▶▶针对性抗菌治疗方案(无合并症,表5.2)

表5.2 针对性抗菌治疗方案

类别	一线方案	二线方案	备注
儿童(8岁以下)	复方磺胺甲噁唑儿科悬液(8~40mg/kg,每天2次,口服6周)+利福平(10~20mg/kg,每天1次,口服6周)	复方磺胺甲噁唑儿科悬液(8~40mg/kg,每天2次,口服6周)+庆大霉素(5mg/kg,每天1次,肌内或静脉注射7~10天)	庆大霉素慎用
非复杂性感染(8岁以上儿童及成人)	①多西环素(6周)+庆大霉素(1周) ②多西环素(6周)+链霉素(2~3周) ③多西环素(6周)+利福平(6周)	①多西环素(6周)+复方磺胺甲噁唑(6周) ②多西环素(6周)+妥布霉素(1~2周) ③利福平(6周)+左氧氟沙星(6周) ④利福平(6周)+环丙沙星(6周)	不伴局部病损慢性期可治疗2~3个疗程

注:多西环素,100mg,每天2次,口服;庆大霉素,5mg/kg,每天1次,肌内注射;链霉素,1g,每天一次,肌内注射;利福平,10mg/kg,最高900mg,每天1次,口服;妥布霉素,1~1.5mg/kg,每8小时肌内注射。

药师提示

"布病"的治疗原则为早期、联合、足量、足疗程用药。治疗过程中要注意监测血常规、肝肾功能等。经规范治疗,绝大多数患者的病情均控制良好,所以遵医嘱用药很重要。

"布病"的预防

▶▶要尽量减少与牛、羊、猪等牲畜的接触。

▶▶牛羊肉要煮熟后食用,加工过程中案板、刀具等做到生熟分开。

▶▶原生态≠健康,不喝现挤生奶,不吃生肉。

▶▶如果出现不明原因的发热、乏力、关节酸痛症状,应及时就医。

抗结核药有哪些?

结核病是由结核分枝杆菌引起的慢性传染病,其中肺结核较为多见。肺结核曾在西方俗称“白色瘟疫”,夺走了很多人的生命,其中包括著名钢琴家肖邦。现今,我们面对结核病不再束手无策了。

抗结核治疗要遵循“早期、规律、全程、适量、联合”的治疗原则。“早期”是对确诊需要治疗的患儿及早采取抗结核药物治疗,及早治疗有利于迅速发挥早期杀菌作用,促使病变吸收和减少传染性;“规律”是严格遵医嘱服用药物,不漏服、不停服,避免出现耐药菌;“全程”是保证完成既定的治疗疗程,抗结核治疗通常包括强化期和维持期的治疗,为提高治愈率和减少复发,家长们应帮助孩子配合治疗;“适量”是指药物剂量适宜,药物剂量过低,不能达到有效的血药浓度,可能会导致治疗失败,剂量过大易发生药物不良反应,请遵医嘱给孩子服用适宜的药物剂量;“联合”是指同时采用多种抗结核药物治疗。

儿童常用的抗结核药主要包括利福平、异烟肼、吡嗪酰胺、乙胺丁醇。服用抗结核药物过程中的常见问题如下。

问题1:抗结核药只吃一种行吗? 该怎么吃?

所有抗结核的药物单独使用,都可在短时间内产生耐药性。单一用药,虽然能杀灭敏感菌,但耐药菌却能继续繁殖,形成耐药菌群,导致治疗失败。因此,联合用药是抗结核治疗的重要原则,必须坚持。常采用3~4种药物联合应用,可增强疗效、减轻毒性、延缓结核分枝杆菌产生耐药性。

抗结核药物的服用也是有讲究的,通常需要“顿服”。什么是“顿服”呢?顿服是指将一日总的药物量一次性服用完毕。抗结核药物的疗效与血中药物的峰浓度有关,在短时间内达到较高的有效浓度比长时间维持低浓度疗效好。根据药品说明书,利福平需要空腹顿服,也就是早餐前1小时将一日量的利福平一次性服用完毕。异烟肼、吡嗪酰胺、乙胺丁醇需要顿服,一般也采取空腹顿服的服药方法。

问题2：抗结核药的不良反应大吗？

利福平、异烟肼、吡嗪酰胺的不良反应主要为肝损伤，此外，异烟肼还可引起周围神经炎，主要包括步态不稳或麻木针刺感、烧灼感或手指疼痛。乙胺丁醇的严重不良反应主要为视神经炎，主要表现为视力模糊、眼痛、红绿色盲或视力减退、视野缩小。

对于抗结核药的不良反应，请家长们正确看待，并非所有儿童服用抗结核药都会出现上述不良反应，但是家长们应该有识别药物不良反应的警惕性，当孩子出现异常表现时，尤其是出现上述症状时，需要及时就医。此外，家长们还应该遵医嘱定期带孩子到医院复查，确保药物治疗的安全有效。

问题3：服用抗结核药有哪些注意事项呢？

利福平可使大小便、唾液、痰液、泪液等呈橘红色，此为正常现象，停药后即可消失，家长们不要过度担心。利福平、异烟肼和多种药物有相互作用，会影响其他药物的疗效，因此，不要擅自给孩子服用其他药物，若确需使用，应在使用前详细咨询医生或药师。

药师提示

• 抗结核治疗，请遵循“早期、规律、全程、适量、联合”的原则。

• 在服用抗结核药期间，请遵医嘱定期监测肝肾功能等指标。

• 出现不良反应，请及时就医。

抗真菌药可以用来杀灭细菌吗？

孩子生病了，家长们往往会认为是细菌或病毒惹的祸，其实，还有一类微生物也和我们的健康息息相关，那就是真菌。接下来，药师就带您了解一下关于真菌的那些事儿。

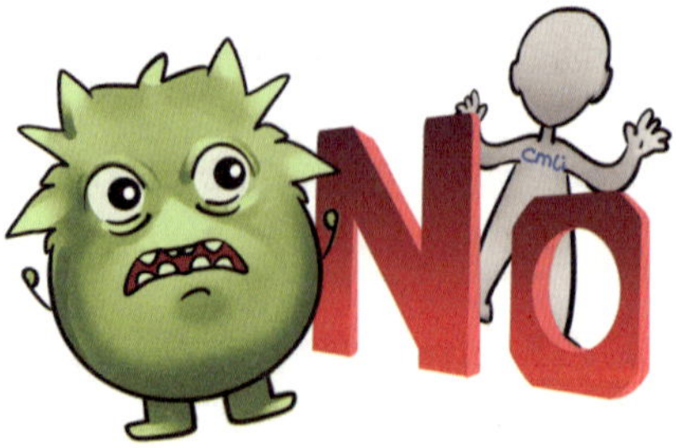

真菌在自然界分布广泛且种类繁多、数量较大，目前已有一万个属、数十万种之多。真菌中的绝大多数有益于人类，如用于酿酒、发酵、生产抗菌药等，也有一些真菌对人类有害，可引起人类疾病。近年来，由于抗菌药、抗肿瘤药、免疫抑制剂的使用，器官移植、介入性治疗技术的发展，糖尿病、恶性肿瘤等引起人体免疫功能低下等原因，导致真菌病的发生，尤其机会致病性真菌引起的感染有明显上升趋势。

对化学药物治疗（简称“化疗”）、有糖尿病基础疾病、服用免疫抑制剂的儿童应避免暴露于真菌较多的环境，包括避免近距离接触绿植、鲜花、装修或施工场地，以减少感染真菌的机会。

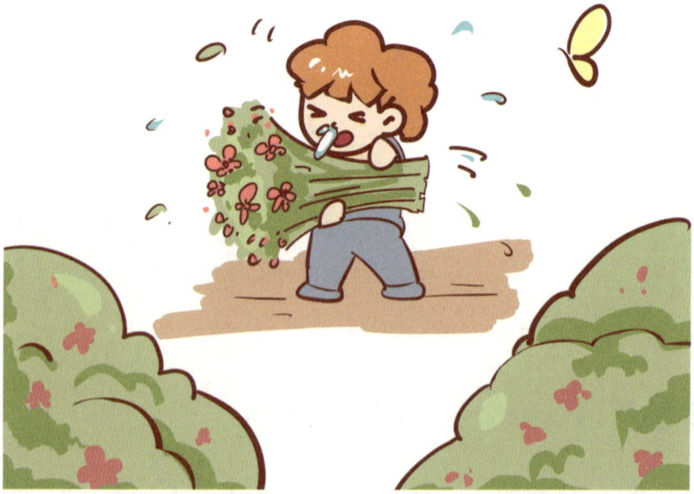

深部真菌感染往往较为严重，需要较长时间的抗真菌治疗。临床上往往采用静脉输注抗真菌药，继以抗真菌药口服序贯治疗。那么，儿童在口服抗真菌药时，如何正确服用以发挥药物的最大疗效？服药期间有哪些注意事项？家长们如何识别药物的不良反应并尽可能避免呢？下面就来看看药师为您精心总结的关于抗真菌药的小知识吧。

常用的口服抗真菌药主要有氟康唑、伏立康唑、泊沙康唑。

▶▶氟康唑

氟康唑胶囊应整个吞服，并且不依赖进食。

不良反应主要有转氨酶升高、皮疹、头痛、胃肠道反应（恶心、呕吐、腹泻）等。

本品主要自肾排出，因此，治疗中须定期检查肾功能。

▶▶伏立康唑

伏立康唑片应至少在餐前1小时或餐后1小时后服用。

不良反应主要有转氨酶升高、视觉改变（视力模糊和畏光）、皮疹、精神症状等。

用药期间应避免强烈、直接的阳光照射。

▶▶泊沙康唑

口服混悬液：必须在进餐期间或进餐后立即（20分钟内）服用本品。对于无法进餐的患者，可以伴随营养液或碳酸饮料（如姜汁汽水）服用本品。

肠溶片：泊沙康唑肠溶片应该整片吞咽，不能掰开、压碎或咀嚼后服用，可以与或不与食物同服。

由于泊沙康唑肠溶片和口服混悬液的用药剂量不同，两个剂型不可互换使用。应遵循泊沙康唑肠溶片和泊沙康唑口服混悬液的特定用法用量服用。

不良反应主要有转氨酶升高、头痛、胃肠道反应（恶心、呕吐、腹泻）等。

药师提示

抗真菌药和其他药物、食物的相互作用较多，服用其他药物前请咨询医生或药师。服用抗真菌药期间，请遵医嘱定期监测肝肾功能等指标。出现不良反应，请及时就医。

■ 手足口病，曾经“爆款”的传染病

随着气温攀升，家长们在给孩子防暑降温的同时也要警惕夏季高发病——儿童手足口病的侵袭。手足口病由肠道病毒引起，主要致病血清型包括柯萨奇病毒（CV）A组4~7、9、10、16型和B组1~3、5型，埃可病毒的部分血清型和肠道病毒71型（EV-A71）等，其中以CV-A16和EV-A71最为常见，重症及死亡病例多由EV-A71所致。近年来，部分地区CV-A6、CV-A10有增多趋势。肠道病毒各型之间无交叉免疫力。

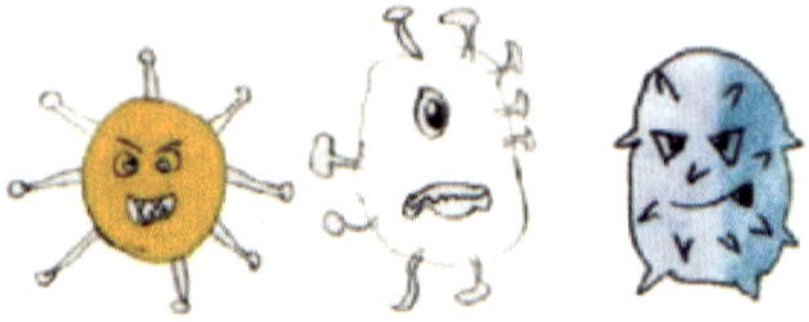

肠道病毒71型　埃可病毒　柯萨奇病毒

儿童手足口病的临床症状

儿童手足口病的潜伏期多为2~10天，平均3~5天。典型病例起病较急，有不同程度的发热、食欲减退、疲乏。口腔黏膜出现散在小疱疹、疼痛、流涎，手、足、臀出现斑丘疹、疱疹，疱疹周围有炎性红晕，臀部或膝盖也可出现皮疹，疱内液体较少。

儿童手足口病的临床症状

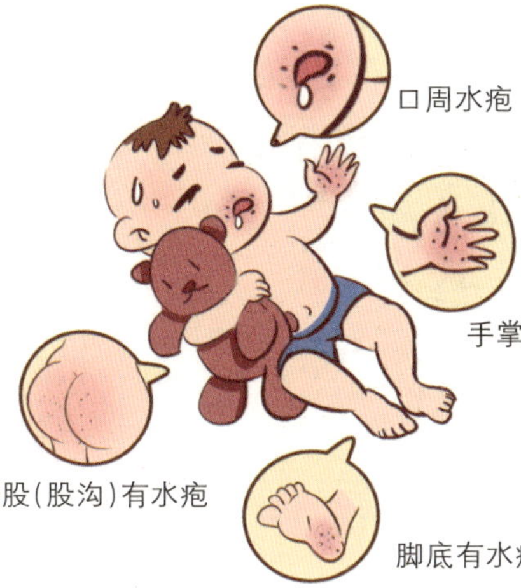

临床手足口病分期

▶▶出疹期

出疹期的主要表现为发热,手、足、口、臀等部位出疹,可伴有咳嗽、流涕、食欲缺乏等症状。部分病例仅表现为皮疹或疱疹性咽峡炎,个别病例可无皮疹。

▶▶神经系统受累期

在神经系统受累期,少数病例可出现中枢神经系统损害,多发生在病程1~5天,表现为精神差、嗜睡、吸吮无力、易惊、头痛、呕吐、烦躁、肢体抖动、肌无力、颈项强直等。

▶▶心肺功能衰竭前期

心肺功能衰竭多发生在病程5天内,表现为心率和呼吸增快、出冷汗、四肢末梢发凉、皮肤发花、血压升高。

▶▶心肺功能衰竭期

心肺功能衰竭期的临床表现为心动过速(个别患儿心动过缓)、呼吸急促、口唇发绀、咳粉红色泡沫痰或血性液体、血压降低或休克。亦有病例以严重脑功能衰竭为主要表现,临床可见抽搐、严重意识障碍等。

▶▶ 恢复期

在恢复期，体温逐渐恢复正常，对血管活性药物的依赖逐渐减少，神经系统受案症状和心肺功能逐渐恢复少数可遗留神经系统后遗症。部分手足口病例(多见于CV-A6、CV-A10感染者)在病后2~4周有脱甲的症状，新甲于1~2个月后长出。

儿童手足口病的治疗

一般治疗

▶▶ 普通门诊病例治疗

注意隔离，避免交叉感染；清淡饮食；做好口腔和皮肤护理。

▶▶ 积极控制高热

若体温超过38.5℃，应行物理降温或药物治疗。常用药物：布洛芬混悬液，口服，每次5~10mg/kg；对乙酰氨基酚糖浆，口服，每次10~15mg/kg；两次用药的最短间隔时间为6小时。

▶▶ 对症治疗

症状不严重时不会危及患儿的生命，可注意护理并等待自愈。严重时须积极就医，遵从医嘱，出现其他症状时对症治疗，防止病情迁延发展。

病因治疗

目前尚无特效抗肠道病毒药物。研究显示，干扰素α喷雾或雾化、利巴韦林静脉滴注早期使用可有一定的疗效，若使用利巴韦林，应关注其不良反应和生殖毒性。不应使用阿昔洛韦、更昔洛韦、单磷酸阿糖腺苷等药物治疗。

EV-A71型灭活疫苗可用于6月龄至5岁儿童预防EV-A71感染所致的手足口病，基础免疫程序为2剂次，间隔1个月，鼓励在12月龄前完成接种。

儿童手足口病的预防

保持良好的个人卫生习惯是预防手足口病的关键。勤洗手，不要让儿童喝生水、吃生冷食物。儿童玩具和常接触到的物品应当定期进行清洁消毒。避免儿童与手足口病患儿密切接触。

积极接种疫苗。

"破伤风"怎么破?

儿童日常活动较多,并且不具有足够的自我防护意识,割伤、划伤、磕破等情况经常发生,因此,家长们会立刻想到送孩子去医院打破伤风针。但外伤后一定要打破伤风针吗?日常生活中破伤风又该怎样预防呢?今天儿科药师和您一起探寻一下关于"破伤风"用药的那些事。

什么是破伤风

破伤风是一种由破伤风梭状芽孢杆菌侵入伤口后生长繁殖并产生毒素引起的一种急性特异性感染。其发病机制是,破伤风杆菌及其芽孢广泛分布于大自然的每个角落,于伤口侵入人体后,在缺氧环境下快速繁殖,进而分泌出痉挛毒素,通过阻断中枢神经系统中的抑制性神经递质引发肌肉强直和痉挛,出现特有的角弓反张、牙关紧闭等临床症状,病情严重时甚至会出现呼吸麻痹,甚至死亡。儿童是破伤风的高危人群,若不及时救治,死亡率几乎为100%。

什么是破伤风针

破伤风针是一种减毒疫苗,用于刺激人体产生抗体,主要药物包括破伤风抗毒素、破伤风免疫球蛋白、破伤风类毒素。因此,破伤风针的主要作用是预防。但是,千万不要把破伤风针当作抗菌药,以为它可以有效杀死体内的致病菌。

如何预防破伤风

破伤风的预防主要依赖于抗体,可通过主动免疫和被动免疫实现。

破伤风主动免疫指的是将含有破伤风类毒素的疫苗(TTCV),如我们熟知的百白破、白破等接种于人体，使人体产生针对破伤风的获得性免疫力的一种预防措施。其特点是起效慢，保护时间长。

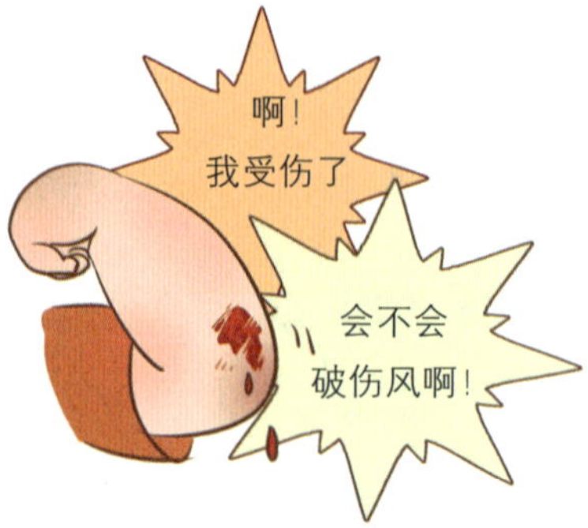

破伤风被动免疫制剂包括破伤风抗毒素（TAT）、马破伤风免疫球蛋白和破伤风人免疫球蛋白（HTIG）。TAT和马破伤风免疫球蛋白保护作用维持时间较短，半衰期为7~10天，并且可以引起过敏反应。对TAT或马破伤风免疫球蛋白皮试过敏者，可以更换过敏性低但价格昂贵的HTIG。破伤风被动免疫只能为人体提供临时保护，真正能够起到长期保护效果的是TTCV。

这些情况下需要打破伤风针

▶▶ 伤口薄且深

破伤风杆菌是一种厌氧菌，因此，当宝宝被刀片、木头等尖端锋利的材料刺伤且伤口较深时，破伤风杆菌可快速繁殖。

▶▶ 动物咬伤

若宝宝被家里的小猫小狗咬伤，如果伤口较深，即便宠物已接种了疫苗，为了安全起见，也应该及时带宝宝到医院打破伤风针。

▶▶ 伤口处有残留污物

伤口处卫生状况较差时也易感染破伤风，如在野外被不干净的树枝刺伤，伤口处有残留的泥土等情况。

药师提示

当出现以上这些或其他更为严重的外伤时，都应该打破伤风针。此外，家长们还要注意及时处理伤口，切忌将伤口用创可贴等包扎得严严实实。在条件允许的情况下，可以用肥皂水或“双氧水”清洗消毒，不给破伤风毒素留下任何机会。当然，最重要的是——及时就医！

用对糖皮质激素很关键

有家长曾经向药师询问:“用消炎药会使我的孩子出现满月脸、水牛背,这是真的吗?”

其实,提问的家长说的“消炎药”,指的是糖皮质激素。糖皮质激素在临床广泛使用,主要用于抗炎、抗毒、抗休克和免疫抑制,其应用涉及临床多个专科。糖皮质激素的分类依据主要是根据它们在体内作用时间的长短来划分:短效为8~12小时,中效为18~36小时,长效为36~54小时(表5.3)。

表5.3 糖皮质激素的分类

类别	药物	等效剂量(mg)	血浆半衰期(分钟)	作用持续时间(小时)
短效	氢化可的松	20.00	90	8 ~ 12
中效	泼尼松	5.00	60	12 ~ 36
	甲泼尼龙	4.00	180	12 ~ 36
	曲安西龙	4.00	>200	12 ~ 36
长效	地塞米松	0.75	100 ~ 300	36 ~ 54

除了作用时间,生物效能也不同。糖皮质激素能减慢葡萄糖分解,并减少人体组织对葡萄糖的利用,促进糖原异生,以此增加肝糖原、肌糖原含量,并升高血糖。糖皮质激素对各种炎症有快速、强大而非特异性的抗炎作用。

正确使用糖皮质激素最重要的前提是制订合理的治疗方案,医生根据疾病类型和糖皮质激素品种的特点正确选用药品的品种;生理剂量和药理剂量的糖皮质激素具有不同的作用,应按不同治疗目的选择剂量;不同疾病的糖皮质激素的治疗也不同,一般可分为冲击治疗、短程治疗、中程治疗、长程治疗。

糖皮质激素的生物效能

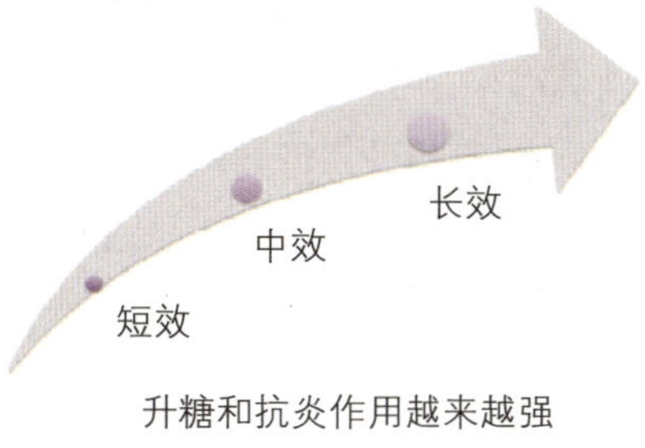

甲泼尼龙是唯一可用于冲击疗法的药物。这是因为它与激素受体

的结合率显著高于其他糖皮质激素药物，起效时间很快，抑制人体的免疫功能，对重症系统性红斑狼疮、狼疮性肾炎有效。

上文提到的“满月脸、水牛背”是长期使用糖皮质激素出现的不良反应，与用药的品种、剂量、疗程、剂型等因素相关，因此，在使用中必须密切监测不良反应，如感染、代谢紊乱(水电解质、血糖、血脂)、体重增加，还要注意停药反应和反跳现象，正确、合理地使用糖皮质激素是提高疗效、减少不良反应的关键。

胰岛素家族您了解吗?

一提起糖尿病，很多人会马上想到中老年人，其实儿童也会患有糖尿病，就目前来看，儿童糖尿病的发病率日渐增长。在儿童糖尿病的治疗中，胰岛素是常用药物，它是儿童控制血糖的重要药物之一。那么，家长们对胰岛素的了解有多少呢？不妨跟着药师去测试测试一下。

什么是胰岛素

胰岛素是由胰脏内的胰岛β细胞分泌的一种蛋白质激素，主要由A、B两个肽链组成。人胰岛素A链有11种21个氨基酸，B链有15种30个氨基酸，共26种51个氨基酸组成。

胰岛素的分类

根据来源不同，胰岛素可分为动物胰岛素、人胰岛素和胰岛素类似物。根据作用时间不同，胰岛素又可分为超短效胰岛素、短效胰岛素、中效胰岛素、长效胰岛素和预混胰岛素。

▶▶超短效胰岛素

超短效胰岛素的起效时间为10~15分钟，作用持续时间为3~5小时，一般紧邻餐前注射，也可在餐后马上注射。代表药物有门冬胰岛素和赖脯胰岛素。

▶▶短效胰岛素

短效胰岛素的起效时间为30~60分钟，作用持续时间为5~8小时，须在餐前30分钟注射。代表药物有普通胰岛素。

▶▶ 中效胰岛素

中效胰岛素起效时间为2~4小时，作用持续时间为10~16小时，可单独使用或与短效、速效胰岛素联用。代表药物有精蛋白锌重组人胰岛素和精蛋白生物合成人胰岛素。

▶▶ 长效胰岛素

长效胰岛素的起效时间为2~3小时，作用持续时间为20~24小时，每日睡前或早晨给药1次；也可分为早晨及睡前2次给药。代表药物有甘精胰岛素和地特胰岛素。

▶▶ 预混胰岛素

预混胰岛素是指将超短效或短效胰岛素与中效胰岛素按一定比例预先混合而成的胰岛素，其中短效成分可快速降低餐后血糖，中效部分缓慢持续释放，起到代替基础胰岛素的作用。起效时间为20~30分钟，作用持续时间为24小时。代表药物有门冬胰岛素30。

哪些部位可以注射胰岛素

胰岛素一般有4个注射部位，包括腹部、大腿前侧及外侧部、臀部外上侧和上臂外侧。不同的注射部位吸收速度不同，按各部位吸收胰岛素的快慢排序：腹部>上臂>臀部>大腿。需要特别注意的是，注射部位必须轮换注射位点，长期在同一位点注射胰岛素很容易导致局部脂肪组织增生或萎缩，进而影响胰岛素的吸收。

如何保存胰岛素

对于未开封的胰岛素，无论是哪种剂型，都应当储存在2~8℃的冰箱中，避免冷冻。此外，还应避免阳光直射和反复震荡。开封后的胰岛素，只需要保存在室温环境中，但温度不要超过30℃，尽量在一个月内用完，因为随着储存时间的延长，胰岛素的活性也会随之减弱。

身高增长要注意哪些事?

随着生活水平的提高和科普力度的加强,家长们越来越重视孩子的身高,医院的内分泌科也常常人满为患。孩子长不高就要打生长激素吗?打了激素就能长高吗?今天儿科药师带您了解生长激素和长高那些事儿。

什么是生长激素

重组人生长激素是指利用基因工程技术合成的生长激素,其化学结构、生理、药理作用与人脑垂体产生的生长激素是完全一致的。在儿科领域,采用重组人生长激素进行替代治疗,可以明显促进儿童的身高增长,并改善其全身各器官组织的生长发育。同时,重组人生长激素在生殖领域、烧伤领域及抗衰老领域也有重要的作用。

目前,已上市的生长激素主要有短效和长效两种。短效针剂需要每天注射,长效针剂分每周注射和每月注射。其中,短效针剂又分为粉针剂、水针剂。

粉针剂:价格较低,制备需要通过冷冻干燥处理,活性有所降低,用药需要溶解使用。

水针剂:确保了生长激素的天然结构,蛋白质活性更高。无须配制,操作简单,更适合在家中自行注射。另外,目前市面上有配合使用的注射笔,注射不暴露针头,也能消除患儿的恐惧心理。

儿童矮小的原因

儿童矮小症的涉及因素有遗传学、神经学、内分泌学、代谢医学、外科学、营养学、产科学、生理学、医学生物学、生物化学、临床检验学、声像学和放射等多个学科。临床上常见的发病原因主要有生长激素缺乏症、特发性矮小症、甲状腺功能减退、胎儿宫内发育迟缓、体质性青春期发育延迟、遗传性疾病、Turner综合征等。

为什么我的孩子长不高呢？

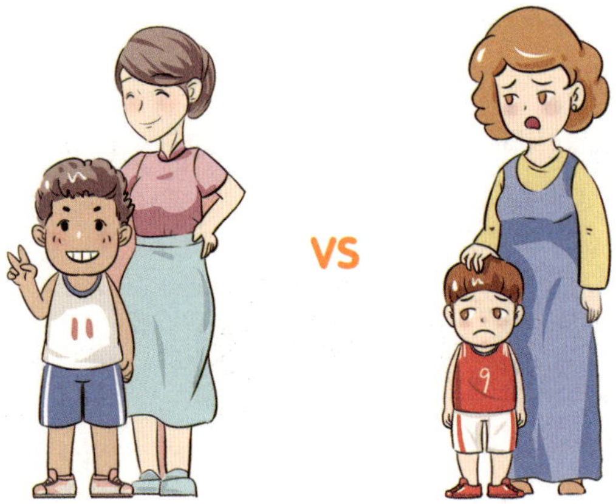

哪些情况可以考虑用药

儿童矮小症是指在相似的生活环境下，同种族同性别和年龄的个体身高低于正常人群平均身高2个标准差者（-2SD），或低于第3百分位数（-1.88SD）。

当身高较中位数相差较多、生长速度明显缓慢或突然变慢，可到正规医院的内分泌科就诊。诊断过程主要有体格检查、生长激素激发试验、血胰岛素样生长因子-1（IGF-1）的测定、X线检查骨龄、头颅垂体MRI、甲状腺功能测定、染色体核型等。

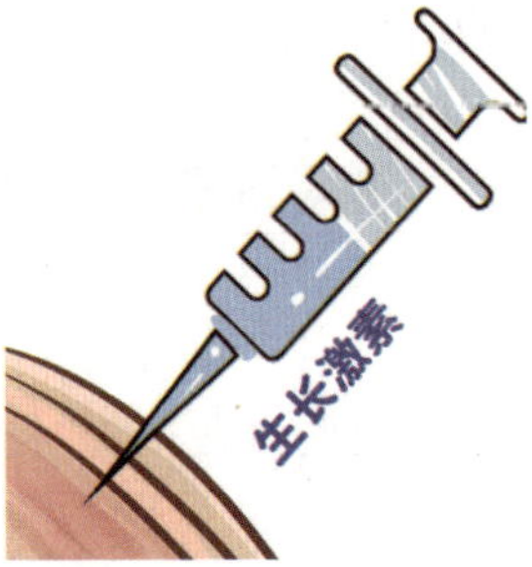

检查后确诊需要用药干预治疗，由医生根据情况制订相应的治疗方案及疗程。

药师有话说

人的生长发育是一个极为复杂的生物过程，受到遗传基因、母孕状况、营养、疾病等多重因素的制约，儿童科学增高需要从合理营养、适量运动、充足睡眠入手，多吃蔬菜、牛奶等食品，保证充分的营养，多参加跳绳、游泳、篮球、慢跑、摸高等运动，保证充足的睡眠。

除了真正需要治疗的矮身材，正常身高的儿童在发育期间是不主张用药的。如果真的觉得孩子需要增高，应该及时到正规医院的儿科问诊，由医生判断是否需要进行人为干预，即生长激素治疗，切不可盲目信赖各种各样的增高药、增高仪，以免耽误了孩子生长发育的最好时机。

抗癫痫药怎么用?

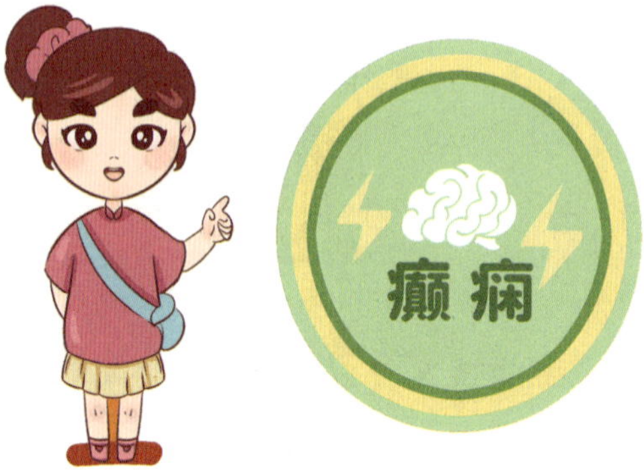

癫痫是由多种原因引起的慢性脑部疾病。口服抗癫痫药是大部分癫痫患儿的主要治疗方法，通常根据癫痫发作的类型和癫痫综合征的分类而规范选用适宜的药物。药物的治疗效果牵动着家长们的心，下面药师就几种儿童常用口服抗癫痫药的使用方法及注意事项做了精心的整理，希望可以帮助家长们更好地给患儿使用药物，以发挥药物的最佳治疗作用。

用法用量

卡马西平

片剂：可在用餐时、用餐后或两餐之间用少量液体送服。

奥卡西平

- 片剂：可以空腹或与食物一起服用。药片上有刻痕，每一片可以分成两等分以利于患儿服用。
- 口服混悬液：可以空腹或与食物一起服用。口服混悬液可供无法吞咽片剂或片剂无法满足处方剂量的低年龄患儿服用。服用口服混悬液前应先摇匀，随后马上取出处方剂量的药液。

该药可直接经取药器口服，也可与少量水混合后立即服用。每次服用后，拧紧瓶盖，并用清洁干燥的纸巾将取药器外部擦拭干净。

▶▶ 丙戊酸钠

缓释片：应整片吞服，可以对半掰开服用，但不能研碎或咀嚼服用。

▶▶ 拉莫三嗪

片剂：用少量水服用。

▶▶ 托吡酯

- 片剂：进食与否皆可服用本品。
- 胶囊剂：进食与否皆可服用本品。

用于不能吞服片剂的患儿。可以整个吞服，也可以打开胶囊将全部内容物撒在少量的软性食物上服用。药与食物混合后应马上吞服，不应放置后再服用。

▶▶ 左乙拉西坦

- 片剂：以适量的水服用，服用不受进食影响。
- 口服溶液：可以兑水稀释服用，并且服用不受进食影响。

注意事项

1 通常情况下，抗癫痫药从低剂量开始治疗，然后逐渐增加剂量至获得最佳疗效。当发作被控制后，可以缓慢减至最低有效剂量。这就需要家长们定期带孩子就诊，医生会根据孩子的情况进行剂量调整。

2 抗癫痫药不可突然停用，应遵医嘱逐渐减少剂量，以避免诱发癫痫性发作。

3 抗癫痫药需要长程治疗，治疗期间应定期检测肝肾功能。

4 有些抗癫痫药，如卡马西平、奥卡西平等与其他药物存在相互作用，影响药物疗效，如需要合并用药，应咨询医生或药师。

5 服用某些抗癫痫药前测定血药浓度，可帮助确定合适的剂量，尤其是在治疗效果不佳时，及时测定血药浓度并调整剂量有利于患儿的治疗。

药师提示

- 多数抗癫痫药的服用不受进食影响。
- 抗癫痫药服用期间不可随意停用或调整剂量。
- 出现不适症状，请及时就医。

众里寻“它”千百度，只选对的维生素

维生素是维持人体正常生理功能所必需的一类小分子有机化合物，是人体和生命七大营养要素之一，以多酶或辅酶形式直接参与体内的新陈代谢和细胞内特异反应。维生素在体内不能合成或合成量极微，必须由食物供给。维生素既不构成人体的组成成分，也非供能物质，然而，在孕育生命及生长发育、调节人体物质代谢、维持正常生理功能、防治疾病等方面却发挥着极其重要的作用。

临床上，维生素主要用于防治维生素缺乏及某些疾病的辅助用药，不能把维生素视为营养品而不加限制地使用，维生素过量也可造成中毒。依据溶解性能，维生素可分为脂溶性维生素、水溶性维生素两大类。

脂溶性维生素

▶▶维生素A

维生素A能促进正常生长发育；维持上皮组织健全和皮肤、结膜、角膜功能正常；参与视紫红质的合成，增强视网膜感光力；对各种细胞膜具有稳定作用；增强人体免疫反应和抵抗力。

临床应用：①治疗维生素A缺乏症，如夜盲症、干眼；②治疗皮肤病：能促使上皮细胞生长，抑制皮脂腺分泌，可治疗寻常痤疮等；③提高小儿免疫功能：促进B细胞增加B细胞免疫球蛋白的合成作用。

不良反应：长期大量应用可致急性或慢性中毒，如疲乏、软弱、全身不适、发热。

▶▶维生素D

维生素D可促进钙、磷在小肠内的吸收和转运；促进骨的代谢；维持血

钙、血磷的平衡。

临床应用：防治佝偻病、骨软化病、甲状旁腺功能减退症、骨质疏松症。

不良反应：大量应用可造成恶心、头痛、肾结石、肌肉萎缩。

维生素E

维生素E是一种抗氧化剂，增强体质和促进血液循环，能参与多种酶活动，维持骨骼肌、心肌和平滑肌的正常结构与功能，维持毛细血管的正常通透性。

临床应用：①治疗由维生素E缺乏引起的溶血性贫血；②治疗阵发性睡眠性血红蛋白尿；③治疗肌营养不良。

不良反应：长期过量服用可引起恶心、呕吐、眩晕、头痛、视力模糊、皮肤皲裂。

水溶性维生素

维生素B_1

维生素B_1以焦磷酸硫胺素活性物参与碳水化合物的代谢，在α-酮酸的氧化脱羧反应中发挥辅酶的作用。

临床应用：治疗由维生素B_1缺乏所致的脚气病或韦尼克脑病，改善支链氨基酸病。

维生素B_2

维生素B_2在能量代谢中起关键作用，还与维持视网膜的正常色觉功能有关。

临床应用：缺乏维生素B_2病变常见于眼部、皮肤和黏膜交界处，多表现为口、眼和外生殖器部位的炎症，如口角炎、舌炎等，适用于上述维生素B_2缺乏症的防治。

维生素B_6

维生素B_6作为各种转氨酶的辅酶起着氨基传递体的作用，对蛋白质、碳水化合物、脂类的各种代谢功能起作用。

临床应用：①治疗各种呕吐、糙皮病、脂溢性皮炎、痤疮等；②治疗全胃肠道外营养及因摄入不足所致的营养不良；③治疗白细胞减少症、小细胞低色素贫血等。

维生素C

维生素C参与体内的羟化反应，促进胶原蛋白合成；参与某些神经递质的合成；促进类固醇的合成或分解。其具有还原作用，参与谷胱甘肽的氧化还原反应，促进叶酸转变为具有生理活性的四氢叶酸。维生素C对许多重金属离子具有络合作用，所以有解毒作用。其促进抗体形成，增强免疫功能。

临床应用：①预防和治疗维生素C缺乏病（坏血病）；②作为各种急慢性传染疾病、过敏性疾病和结缔组织病等的辅助治疗；③治疗肝胆疾病；④促进创伤愈合；⑤治疗克山病的急性发作。

芦丁

芦丁是一种氢的传递体，可参与体内氧化还原酶的作用，能影响甲状腺的活动，并使肾上腺素免于氧化。

临床应用：①治疗毛细血管脆性增加的出血症；②辅助治疗高血压脑病、脑出血、急性出血性肾炎。

注意：预防性和治疗性应用维生素是截然不同的概念，剂量与疗程也不尽相同。预防是对体内缺乏的补充，而治疗则用于疾病。维生素与其他药品一样，遵循“量变到质变”和“具有双重性”的规律。

视界守护者维生素A

“健康所系，性命相托”。这句话出自根据《希波克拉底誓言》改编的《医学生誓言》。希波克拉底被西方尊为“医学之父”，是西方医学的奠基人。今天我们要讲的维生素A，就和他有关。

维生素A——神奇的发现之旅

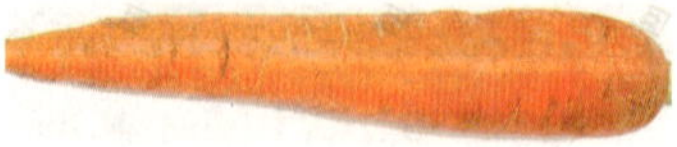

胡萝卜是一年生或二年生草本植物，是维生素A的主要来源。其根粗壮，长圆锥

形，呈橙红色或黄色。胡萝卜原产亚洲西部的阿富汗，10世纪时经伊朗传入欧洲大陆，12世纪经伊朗传入中国。

大约在公元前1500年，埃及人首先描述了夜盲症。虽然当时还未将此病与食物缺乏联系起来，但已推荐用烤肝或炒肝做局部治疗。后来，希波克拉底建议将吃牛肝作为一种疗法。19世纪时人们才明确认识到此病与营养缺乏的关系。

1919年，斯廷博克发现蔬菜中维生素A的含量随色素的深浅而变化，这个简单的观察为分离和阐明维生素A的化学性质铺平了道路。随后的研究表明，纯化的植物色素——胡萝卜素——是维生素A一个相当重要的来源。从植物中发现的活性最强的胡萝卜素类物质是β胡萝卜素。

维生素A在人体内具有多种生理功能。它在视网膜功能中起着重要作用。它是上皮组织生长和分化所必需的，也为骨的生长、生殖和胚胎发育所需要。

我国儿童的维生素A边缘缺乏率仍处于较高水平，这与大多数新兴发展中国家的情况相似（表5.4）。研究显示，维生素A缺乏会降低5岁以下儿童抵抗感染性疾病的能力（特别是消化道感染和呼吸道感染），增加儿童死亡率。因此，在一些国家和地区启动维生素A补充计划，将有助于消除儿童维生素A缺乏，降低儿童感染性疾病的患病率和死亡率。

表5.4 我国儿童的营养状况

血清维生素A浓度	判定标准
<0.7μmol/L	缺乏
0.70 ~ 1.05μmol/L	边缘型缺乏
≥1.05μmol/L	正常

适应证

维生素A是视网膜杆状细胞视紫红质的组成成分，对眼睛的暗视觉十分重要。维生素A还具有维持上皮细胞完整性、促进生长发育和生殖功能、维持和促进免疫功能、影响造血等多方面的功能。

治疗

普通口服法（表5.5）

每日口服维生素A 1500～2000U至血清维生素A水平达正常。

表5.5 维生素A普通口服法

服用人群	用法用量
婴儿	出生后应及时补充维生素A 1500～2000U/d，持续补充到3岁
早产儿、低出生体重儿	出生后补充口服维生素A 1500～2000U/d，前3个月按照上限补充，3个月后可调整为下限
反复呼吸道感染患儿	每日应补充维生素A 2000U/d
慢性腹泻患儿	每日应补充维生素A 2000U/d
缺铁性贫血儿童	每日应补充维生素A 1500～2000U/d

大剂量突击法（表5.6）

1年内口服维生素A 2次，每次10～20万U，间隔6个月。

表5.6 维生素A大剂量突击法

服用人群	用法用量
需要预防性补充的婴幼儿	6～12个月婴儿，每隔4～6个月单次口服10万U >1岁儿童，每隔4～6个月单次口服20万U
重症有角膜软化患儿	6～12个月婴儿，诊断当日口服10万U，隔天及2周后各5万U >1岁儿童，诊断当日口服20万U，隔天及2周后各20万U
麻疹患儿	6～12个月婴儿，每日10万U，连续2日 >1岁儿童，每日20万U，连续2日

不良反应

长期大剂量应用可引起维生素A过多症，甚至发生急性或慢性中毒，其中6个月～3岁的婴儿发生率最高。表现为食欲缺乏、皮肤发痒、毛发干枯、脱发、口唇皲裂、易激动、骨痛、骨折、颅内压增高（头痛、呕吐、前囟宽而隆起）。停药1～2周后可消失。

您不知道的维生素D

维生素D是一种营养素，同时也是一种类固醇激素，包括动物来源的维生素D_3和植物来源的维生素D_2。1,25-二羟基维生素D是其体内活性形式。

人体中的维生素D主要来源于皮肤中的7-脱氢胆固醇，其在皮肤经阳光中的紫外线照射后转变为维生素D_3。

维生素D的另一来源是食物。植物性食物（如受阳光照射后的蘑菇）含有较丰富的维生素D_2，而动物性食物（如野生多脂肪海鱼）含有较丰富的维生素D_3。与外源性维生素D_2或维生素D_3相比，内源性维生素D_3在血液中的半衰期更长。

维生素D及其代谢物的主要生理作用是促进钙和磷在肠道中的吸收，并抑制甲状旁腺素释放，维持血液中的钙和磷水平正常，进而保证骨骼健康和神经肌肉功能正常。

维生素D的骨骼外作用包括对肌肉、心血管、代谢、免疫、肿瘤发生、妊娠和胎儿发育等多方面的影响。

佝偻病

在儿童时期，骨骺生长板尚未闭合，生长板软骨矿化障碍导致特征性的骨骼畸形，称为佝偻病。其多见于6个月至2岁的婴幼儿，可出现方颅、手镯征、脚镯征、肋骨串珠，严重时可出现鸡胸、O形腿或X形腿、生长缓慢。

骨软化症

人成年后，生长板已闭合，骨重建部位新形成的类骨质发生矿化障碍，骨矿物质含量减少，导致骨骼易于变形和发生骨折，称为骨软化症。

维生素D缺乏和（或）钙缺乏可导致佝偻病/骨软化症，主要原因是患者缺少日照，导致皮肤维生素D_3合成不足。

其他原因有膳食中维生素D缺乏和消化道疾患致维生素D吸收不良，如胃肠切除、小肠吸收不良，肝胆疾病，慢性胰腺炎等。

骨质疏松症

骨质疏松症是以骨密度降低、骨组织微结构损伤，导致骨强度下降、骨折危险性增加为特征的全身性骨骼疾病。随着增龄，骨质疏松性骨折风险显著增加，同时易伴发肌少症，使患者的生活质量下降，甚至死亡风险增加。由于维生素D对骨骼和肌肉均发挥着重要的调节作用，其在骨质疏松症发生、发展和防治中的作用不容忽视。维生素D通过结合于成骨细胞和骨细胞核，能够调节多种基因的表达，包括骨钙素、骨形态发生蛋白等，影响骨构建、重建和矿化。维生素D还调节骨骼肌细胞的增生、分化，肌管的大小，对肌肉量与肌功能发挥着重要的影响。

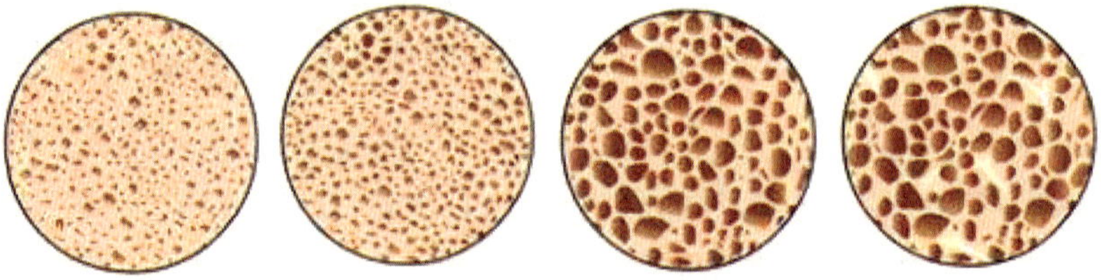

正常骨骼　　骨量减少　　骨质疏松　　严重骨质疏松

维生素D的用法用量如下(表5.7)。

表5.7　维生素D的用法用量

服用人群	用法用量
预防维生素D缺乏患儿	早产/出生体重婴儿口服800～1000U/d，3个月后改为每日400U
维生素D缺乏性佝偻病患儿	每日口服2000～4000U，1个月后改为400U/d
反复呼吸道感染患儿	每日应补充维生素D 400～800U/d
腹泻患儿	每日应补充维生素D 400～800U/d
缺铁性贫血患儿	每日应补充维生素D 400～800U/d

不良反应

- 腹泻、持续性头痛、食欲减退、口内有金属味。
- 骨痛、尿液浑浊、惊厥、高血压、眼对光刺激敏感度增加。

口服补铁知多少

您可能看过电影《铁血战士》,玩过游戏《铁血传说》,但您听说过“铁”“血”CP吗?铁和血究竟有什么样异乎寻常的亲密关系呢?

血液为什么这样红

血液是一种流体组织,在心血管系统内循环流动,把从肺中获取的氧和从肠道中吸收的营养物质运送到各器官、组织和细胞;同时,将细胞代谢产生的二氧化碳运送到肺,将其他代谢终产物运送到肾等器官排出体外。

血液由血浆和血细胞组成,其中红细胞的数量最多,约占细胞总数的99%。红细胞内的大块头是血红蛋白,因此,血液呈红色。此时,另一位主角——铁,是合成血红蛋白的必需原料。

人体缺铁会如何

铁是红细胞合成血红素必不可少的成分,血液吸收的铁首先到达骨髓,进入幼红细胞,聚集在线粒体中,成为血红蛋白的组成部分,有了它,血红蛋白便能进行携氧和用氧。

正常情况下,人体不易缺铁,因为在我国居民饮食结构中含有丰富的铁,特别是我国传统的铁锅烹饪,有额外的铁混入饮食,此外,衰老红细胞破坏后所释放的铁,可以被肝、脾、骨髓中的巨噬细胞重新吸收、储存,并通过血液循环运送到骨髓,实现再利用。

但有一些特殊情况,如长期病理性失血(如上消化道出血、便血等)、人体需铁量增加(如妊娠女性、婴儿)、吸收不良(萎缩性胃炎、缺乏胃酸)等,往往会造成人体缺铁而致贫血,此时应适当补充铁元素。

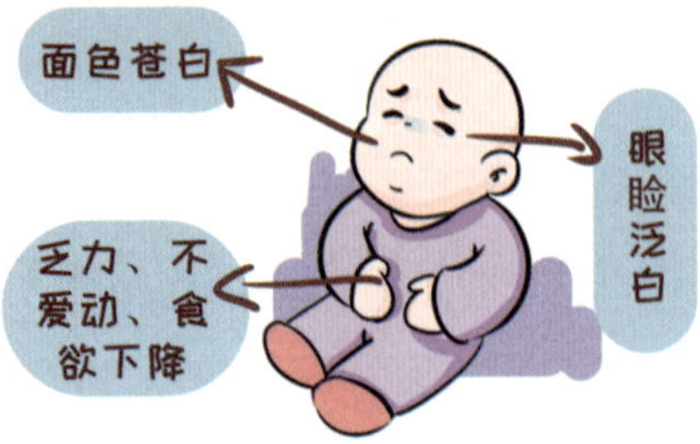

如何选择铁制剂

铁剂按应用途径可分为口服铁剂和静脉铁剂，二者各有优缺点，选哪一种比较好呢？

口服铁剂和静脉铁剂之间的选择取决于许多因素，包括病情的严重程度、不同铁剂的可用性及费用等。推荐首选口服铁剂，因为其使用简单方便，缺点是胃肠反应较多，尤其是儿童患者依从性比较差，并且胃肠道吸收率低，补铁的实际疗效不确定。

如果孩子不能耐受口服铁剂，或铁需求量超过口服铁剂能满足的最大量，可考虑使用静脉铁剂（尤其是血液透析患儿）。静脉补铁吸收率高，可以很快达到预期的临床效果。在静脉铁剂滴注期间要通过心电监护监测患儿的生命体征，家长应注意孩子可能出现的铁剂过敏反应和心悸、头晕等症状。

我们还要了解铁元素的两种形态，即无机铁和有机铁。在口服铁剂中，无机铁以硫酸亚铁为代表，有机铁包括富马酸亚铁、右旋糖酐铁、葡萄糖酸亚铁、琥珀酸亚铁、多糖铁复合物，它们的含铁量有所不同（表5.8）。常用静脉铁剂包括低分子右旋糖酐铁、羧基麦芽糖铁、蔗糖铁和异麦芽糖酐铁。

表5.8　常见口服铁剂规格及铁元素含量

铁剂品种	规格	铁元素含量(mg)
富马酸亚铁	200mg	65
右旋糖酐铁	5mL	25
葡萄糖酸亚铁	300mg	35
琥珀酸亚铁	100mg	32
多糖铁复合物	1粒	150

铁的吸收受多种因素影响，亚铁离子Fe^{2+}比铁离子Fe^{3+}易吸收。酸性可促进铁的离子化，胃酸、维生素C及食物中的还原物质（如果糖、半胱氨酸）等，可促使Fe^{3+}还原为Fe^{2+}（三价铁离子得到电子，化合价降低为二价，发生还原反应，这些知识小朋友要在九年级的化学课上才能学到），才能在十二指肠和空肠上段吸收。

铁的吸收有个前提，Fe^{3+}要还原为Fe^{2+}

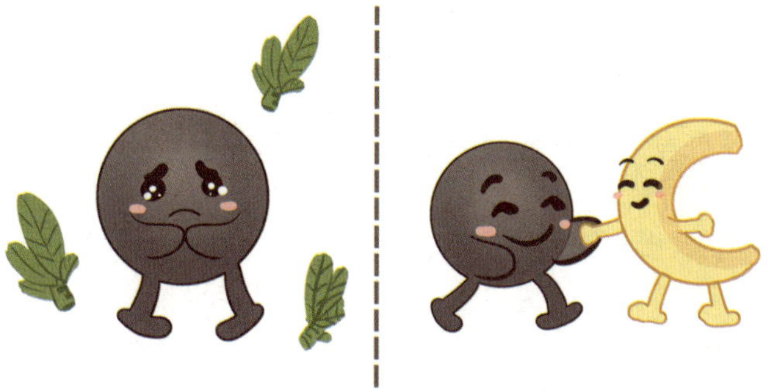

Fe^{3+}　　Fe^{3+}+维生素C=Fe^{2+}

吸收进入肠黏膜的铁，根据人体的需要，可以直接进入骨髓供造血使用，也可以铁蛋白的形式累积在肝、脾中。

铁剂的补充方法

贫血是指循环血液中的血红蛋白含量或红细胞数量低于正常值，不能满足人体生理功能需求而产生的一类疾病。按照病因及发病机制的不同，贫血可分为缺铁性贫血、巨幼红细胞贫血和再生障碍性贫血。铁缺乏造成人体内储存的铁耗竭、血红蛋白合成减少、进而影响红细胞生成所引起的贫血最为常见，可通过补充铁剂进行治疗。

▶▶治疗用量

口服铁剂的剂量为2～6mg/(kg·d)，单日最大剂量为150～300mg/d，单次或分2～3次给药，餐间服用。

▶▶预防用量

元素铁每日1～2mg/kg，一次性给药。

服用铁剂的注意事项

服用铁剂需要注意的问题如下。

1 铁剂不宜放置过久，因硫酸亚铁是二价铁，放置过久，储存不当，Fe^{2+}可氧化成Fe^{3+}而影响疗效。

2 因为铁剂对胃黏膜有刺激，宜于餐后服用，从小剂量开始，逐渐增加胃肠道的耐量。

3 铁剂不宜与牛奶同服，因牛奶含磷量高，可能影响铁的吸收。维生素E会阻碍缺铁性贫血患儿吸收铁进行造血。铁剂也不能与质子泵抑制剂（如奥美拉唑）同时服用。

4 铁剂不宜过量服用，如果用量较大，可刺激胃肠黏膜，引起腹痛、腹泻等症状，严重者可发生昏迷，因此，铁剂治疗全程均须严密监测各项铁代谢指标。

5 建议在服用铁剂的同时服用维生素C，以促进铁的吸收。

6 为使体内铁储存量恢复正常，待血红蛋白正常后，尚需要减半量继续服药2~3个月。

7 服用铁剂后可能会发生便秘，粪便呈褐黑色，这是由铁与肠内硫化氢结合形成硫化铁所引起的，是正常现象，停药后便会消失，家长们不必紧张。

讲了这么多，您猜到“铁”和“血”的关系了吗？——铁和血是一对好搭档。

“锌锌”向荣

继如何补维生素A、维生素D、钙和铁后，家长们对于如何补锌的话题争论不休，“该不该补锌”“如何补锌”成了大家重点关注的热门话题，那么，锌究竟有什么用呢？今天，药师就来带您了解一下。

锌是一种具有重要生物学意义的微量营养素，参与人体内许多生理和生物化学过程，对儿童生长发育的重要性也早已为人们所知。

锌元素缺乏可严重损害人体健康，导致多系统损伤，如生长发育迟缓、反复感染、免疫功能下降、神经心理发育异常，以及不同程度的皮损等表现。

锌元素的代谢及生理功能

锌元素参与多种酶的合成与激活，通过细胞信号转导、催化等途径，发挥多样生物学作用，参与儿童身体的生长发育，包括生殖器官和性腺发育，与正常食欲和味觉维持、免疫功能等多种生理功能密切相关。含锌食物或药物经口摄入，在胃中被消化后，锌元素主要由十二指肠与小肠吸收，储存于骨骼、肌肉中。植酸是影响膳食锌被吸收的主要因素。

锌缺乏症的临床表现

不同年龄的儿童和青少年锌缺乏症的临床表现存在差异。新生儿、婴儿、幼儿及学龄前儿童，锌缺乏症多发认知能力受损、行为及情绪改变等症状，严重锌缺乏时可见肢体或口周的皮损。脱发、生长迟缓、睑结膜炎和反复感染多见于学龄期儿童的锌缺乏症，青春期青少年锌缺乏症可出现性成熟延迟。

锌缺乏症的常见原因

锌缺乏症的常见原因包括：母乳锌、膳食锌摄入不足；消化道功能障碍导致锌吸收不良；肾病引起锌排泄过多。此外，腹泻病可以出现继发性锌缺乏症，上呼吸道感染和肺炎引起的消化道症状也会减少锌的摄入和吸收。

锌缺乏症的预防

人体中的锌元素主要通过膳食获得。预防锌缺乏症，首先需要坚持均衡膳食，合理搭配动物性食物和植物性食物，避免偏食。牛肉、瘦猪肉、动物肝脏是最容易获得的富锌食物。

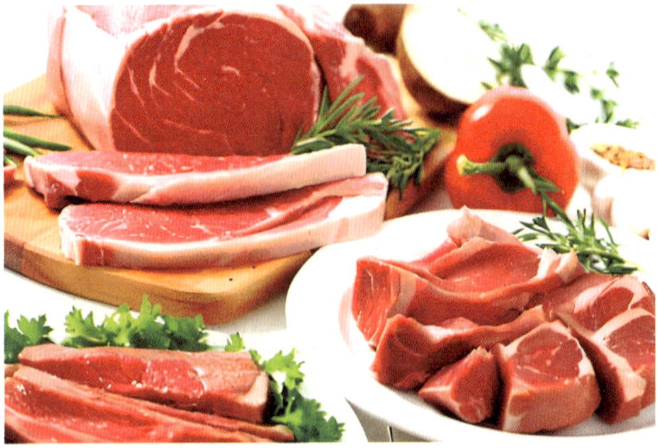

锌缺乏症的治疗

补锌治疗应口服给药,宜选用易溶于水、易于吸收、口感较好、成本较低的补锌药物。相关药物代谢研究显示,单独给药后,葡萄糖酸锌、硫酸锌、醋酸锌的吸收效率相近。常用补锌药物如下(表5.9)。

表5.9 常用补锌药物

	含锌化合物	锌吸收利用率	不良反应
无机锌	硫酸锌、氯化锌、硝酸锌等	低,约7%	胃肠道不良反应大
有机锌	葡萄糖酸锌、甘草锌、醋酸锌、柠檬酸锌、氨基酸锌、乳酸锌等	高,约14%	胃肠道不良反应较小
生物锌	富锌酵母等	高,约30%	对人体刺激性小

治疗锌缺乏症,可以口服元素锌1mg/(kg·d),疗程为1~2个月。

急性感染腹泻病患儿进食后即予以补锌治疗,<6个月的患儿,每天补充元素锌10mg;>6个月的患儿,每天补充元素锌20mg,共10~14天。元素锌20mg相当于硫酸锌100mg、葡萄糖酸锌140mg。